Kneippkur richtig durchgeführt

von Dr. med. Christian Fey †
neu bearbeitet von Dr. med. Josef H. Kaiser
Arzt in Bad Wörishofen

Ehrenwirth Verlag München

6. Auflage
ISBN 3 431 01428 3

Druck: Presse-Druck- und Verlags-GmbH. Augsburg
Umschlag: Walter Rupprecht
Printed in Germany 1971e

Inhaltsverzeichnis

Vorwort

Schon kurz nach Erscheinen der ersten Auflage dieses Büchleins ergab sich die Notwendigkeit, eine weitere Auflage vorzubereiten. Dies ist ein Beweis dafür, wie sehr der Inhalt angesprochen hat.

»Kneippkur – richtig durchgeführt« heißt in unserer Zeit, eine Kur nach Kneippschen Leitgedanken so zu gestalten, wie es der fortgeschrittenen und fortschreitenden Erkenntnis und der Entwicklung des Verfahrens entspricht. Die Kneippkur heutiger Durchführungsart ist gewissermaßen ein Ergebnis der Zusammenarbeit zwischen Kneipp und den Kneippärzten. Die Erklärung der Wirkungen Kneippscher Anwendungen muß heute notwendig eine andere sein, als zu Kneipps Zeiten. Das Verfahren selbst hat nach dem Tode Kneipps zweifellos eine weitere Ausgestaltung erfahren, wofür die Einführung der Heusackbehandlung und der Ausbau der Wickeltechnik sprechen. Auf dem Gebiete der Gießbehandlung ist eine ähnliche Entwicklung zu verzeichnen, vom einfachen Kaltguß kam man zur stärkeren Verwendung des Wechselgußverfahrens und kennt auch hier noch verschiedene Reizstufen. Zusammengesetzte Anwendungen zwischen warmen Teilbädern und nachfolgenden Güssen zeigen ebenfalls eine der neueren Entwicklungslinien auf, auch auf dem Gebiete der sogenannten Blitzgußbehandlung gibt es diese.

Bei der ursprünglichen Abfassung dieses Büchleins war der Gedanke leitend, in verkürzter Form eine Darstellung des Wesens einer Kneippkur zu geben und wie man sich verhalten muß, um mit ihr zu einem Erfolg zu kommen.

Viele Fragen stürmen auf den neuankommenden Gast in einem Kneippkurort ein. Wem soll er sie stellen? Freilich wird er bald eine Menge von Leuten finden, die ihm mehr oder weniger klug antworten. Es würde mehrere Romanbände füllen, wollte man alles das zusammenstellen, was an Sinn und Unsinn über die Kur verbreitet wird, wie man sie machen soll, zu welchem Arzt man gehen soll, in welchem Hause man sich niederlassen soll, welcher Bademeister zu empfehlen ist und welcher nicht, bei welchen Krankheiten Kneippkuranwendungen geraten erscheinen.

Am wenigsten geeignet zur Beantwortung solcher Fragen sind im allgemeinen die Mitkurgäste, denn das Bild, das sich ein Laie von der Kur machen kann, ist immer ein einseitiges.

Nur der Arzt vermag die richtige Antwort zu geben, doch ist auch er nicht in der Lage, im Rahmen einer gedrängten Sprechstunde alles zu erörtern, was für die richtige Durchführung einer Kneippkur notwendig ist. Das Büchlein will hier ein Hilfsmittel und Bindeglied sein.

Möge das Büchlein einen weiten Leserkreis finden und vor allem dazu beitragen, das Verständnis für eine aktive, vorbeugende Gesundheitspflege im Sinne Kneippscher Lebensreform zu verbreiten.

Der Verfasser

Vorwort zur 6. Auflage

Nach dem tragischen Tode meines Freundes, Dr. med. Christian Fey, konnte die ursprüngliche Fassung dieses Buches bis zum Auslaufen der 5. Auflage weitergeführt werden. Jetzt erschien aber dem Verlag mit Recht eine Überarbeitung notwendig, weil seit der Bearbeitung durch Dr. med. Fey Weiterentwicklungen und Wandlungen auch in der Kneippkur eingetreten sind, die man nicht einfach übersehen sollte.
Auf der anderen Seite enthält das Buch soviel auch heute noch im Grundsätzlichen Gültiges, daß eine völlige Neubearbeitung nicht sinnvoll erschien. Deshalb wurde auch die Grundstruktur des Buches nicht verändert, sondern nur dort Änderungen oder Ergänzungen vorgenommen, wo es aus der Weiterentwicklung der Kneippkur in den letzten zehn Jahren nötig schien.
Neu hinzugefügt wurden die Kapitel: »Die Sauna in der Kneippkur« und »Das Schwimmen in der Kneippkur«.
Möge auch diese Neuauflage das Verständnis für die moderne Kneippkur wecken und vertiefen und besonders dazu beitragen, die aktive Gesundheitspflege im Sinne Kneippscher Lebensreform den Menschen von heute nahezubringen.

Dr. med. *Josef H. Kaiser*

Was ist eine Kneippkur?

Hauptsinn der Kneippkur ist, neben der Beeinflussung spezieller Störungen und Krankheiten, die weitgehende Einstellung des Menschen auf naturgemäße Reize im Sinne einer Ganzheitsbehandlung (Allgemeintherapie). Zu diesen Reizen gehören Kälte und Wärme, die in der Wasserkur dosiert zur Anwendung gelangen und insbesondere das vegetative Nervensystem und den Kreislauf ansprechen, ferner die Reize der Luft, des Lichtes, die Einwirkungen von Ruhe und Bewegung, Massage, einer kurzuträglichen Diät und gesunder geistiger Lenkung. Hieraus ergibt sich ein Programm für die Kurzeit im Sinne bewährter Lebenserneuerung. Der Kurgast möge sich über diesen Zweck voll im klaren sein! Halbheiten führen zu nichts, sondern man fasse die Kurverordnungen ernst und gewissenhaft auf. Die Kurzeit ist die Wiederbegegnung mit den Reizen der Natur, um deren Kräfte für die Gesundheit auszunutzen.
Man muß aber unterscheiden

1. zwischen einer ausgesprochenen Kneippkur, wie sie in Kneippheilbädern, Kneippkurorten und Kneippkurheimen durchgeführt werden kann, wobei sich die Patienten für einige Zeit, meist 3–4 Wochen, von allen ihren bisherigen Verpflichtungen loslösen, um sich ganz einer Kur unterziehen zu können, und
2. der Durchführung von Kneippkuranwendungen im Rahmen klinischer Betriebe, wobei die einzelnen Anwendungen von Tag zu Tag, z. B. bei der Visite verordnet werden,
3. Kneippkuranwendungen, die auch in der Ambulanzpraxis der Ärzte durchführbar sind. Hierbei obliegt die Ausführung der Verordnung entweder städtischen oder privaten Badeanstalten, oder den Patienten selbst bzw. deren Angehörigen, die Behelfsmittel des Haushaltes und das eigene Badezimmer mit seinen Einrichtungen benutzen.

Es liegt auf der Hand, daß die idealste Form der Durchführung einer Kneippkur im Kneippheilbad, im Kneippkurort oder im Kneippkurheim möglich ist. Auf diese Art können wir auch den Begriff »Kneippkurwesen« anwenden.
Dieses Büchlein soll sich in erster Linie auf die Verhältnisse in obigen Bädern beziehen. Die Hingabe an eine Kur in den Kurorten, unter Zurücklassung aller Bedrückungen durch Beruf und alle sonstigen Tagesereignisse im Leben eines jeden einzelnen schaffen zusammen mit dem Erleben einer neuen Landschaft, anderer menschlicher Umgebung, des anderen Klimas, schon eine wichtige Voraussetzung für die Wiedergesundung und Erholung.
Auch zur Einschulung in die Einzelheiten der Kur ist das Mitmachen einer ausgesprochenen Kneippbäderkur sehr zweckmäßig.
Für gewöhnlich wird der Begriff Kneippkur mit dem einer »Kaltwasserkur« gleichgesetzt. Das ist aber durchaus falsch. Wohl steht die Wasserkur im Mittelpunkt der Kneippbehandlung und deshalb sei besonders zu deren Verständnis auf den folgenden Abschnitt verwiesen, der uns klarmachen soll, daß die Kneippschen Wasseranwendungen die Kälte ebenso wie die Wärme als Heilreiz benutzen. Der Kneippschen Wasserkur sind als nicht weniger wichtige Bestandteile auch andere Einzelheiten des Naturheilverfahrens beigeordnet. Es sind z. B. viele

Fälle denkbar, in denen das diätetische Heilverfahren (Ernährungsregelung) von ausschlaggebender Bedeutung ist. Gleiches gilt von den in Absatz 1 genannten Maßnahmen. Sie alle zusammen machen in systematischer Durchführung das Wesen der Kneippkur aus.

Oben wurde ausgeführt, daß eine Kneippkur gewöhnlich 3–4 Wochen dauert. Zu Kneipps Zeiten verblieben die Patienten oft viel länger in der Kur, was für sie von großem Vorteil war. Eine kürzere Zeitdauer ist zwar auch schon zweckmäßig, aber sie zwingt den verordnenden Arzt mehr als es sonst nötig wäre, beispielsweise zur Mitverordnung medikamentöser Maßnahmen, und in den meisten Fällen muß dann auf Nachkuren zu Hause oder Wiederholung der Kur im gleichen Jahre Wert gelegt werden.

Vom Lebensreformgedanken aus hat das Kneippkurwesen weitreichende Bedeutung. So sehr im Einzelfalle der Gedanke einer heilerischen Beeinflussung der Kranken den Antrieb für das Mitmachen einer Kneippkur darstellen mag, so wichtig erscheint aber auch, daß alle, die sich einer Kneippkur unterziehen, aus dieser für die gesamte spätere Lebensführung etwas lernen.

Der Mensch bedarf einer steten Erinnerung an alles das, was für ihn gesundheitsgemäß vorteilhaft ist, und so möchten wir hier auf den Nutzen der Befassung mit der einschlägigen Kneippliteratur und der Teilnahme an den Veranstaltungen der Kneippschen Gesundheitsorganisation, bzw. des Kneipp-Bundes und der örtlichen Kneippvereine hinweisen. Der Kneipp-Bund e. V. Bad Wörishofen ist Herausgeber der Monatszeitschrift »Kneipp-Blätter«. Die »Kneipp-Blätter« werden den Mitgliedern der Vereine für ein geringes Entgelt in Form des Vereinsbeitrages überreicht. Sie können auch von der Zentrale unmittelbar bezogen werden.

Wo hilft die Kneippkur und wo hilft sie nicht?

Die Kneippkur ist

1. Mittel der Vorbeugung und Verhütung von Erkrankungen. Sie ist also auch dem noch Gesunden durchaus anzuraten. Ferner ist sie ein gutes Mittel zur reinen Erholung für alle, die der Erholung bedürftig sind im Sinne eines vollwertigen aktiven Urlaubes.
2. Die meisten Krankheiten haben ein Vorstadium, das sich in den Erscheinungen der »Vorkrankheit« (Prämorbidität) äußert. Man fühlt sich noch nicht recht krank, aber auch nicht ganz gesund. Hier handelt es sich um die »erste Welle« des Krankhaften im Organismus! Mit feineren diagnostischen Methoden lassen sich in diesem Stadium schon Veränderungen in den Organtätigkeiten feststellen. Der Laie bemerkt vielfach ein Nachlassen früherer Leistungsfähigkeit. Für dieses Stadium ist die Kneippkur ein besonders schätzenswertes Mittel.

   Den unter 1. und 2. erfaßten Bereich der Kneippkur bezeichnet man heute mit dem international bekannten Wort: Praevention, d. h. Vorbeugung und Verhütung von Krankheiten.

3. Bei Krankheiten sind Kneippkuranwendungen ein ebenso schätzenswertes Mittel, um den Organismus in seinem Abwehrkampf zu stützen, oder wie es Kneipp ausdrückt, »Krankheitsstoffe aufzulösen, auszuscheiden und eine richtige Zirkulation der Säfte zu ermöglichen, und damit den Organismus wieder zu kräftigen«. Im Wesen der natürlichen Heilkraft liegt es, daß diese in der Krankheit Wehrerscheinungen erzeugt, und eine ganze Reihe von Krankheitssymptomen lassen sich so deuten. Die einfachsten Symptome kennt jeder Laie: Fieber, Schweißbildung, Durchfälle usw. Gemäß dem alten Worte »Natura sanat, medicus curat« (Die Natur heilt, der Arzt hat nur dafür zu sorgen, daß sie es auch tut!) entspricht jedes Bemühen, die natürliche Heilkraft mit naturgemäßen Mitteln in ihrer Abwehrkraft zu stärken, einem bewährten Heilgedanken. Der mit Naturreizen arbeitende Arzt folgt ihm soweit als nur möglich.
   Die schier unermeßliche Fülle aller Krankheiten und ihre individuellen Ausdrucksformen reicht nun von akutesten Zuständen bis zu langwierigen, chronischen. Wo Kampf ist, da gibt es aber auch Schwächungen und Niederlagen. Auf den Organismus angewandt bedeutet dieses Bild, daß in einem Falle die Natur den Sieg davonträgt, und im andern Falle entsteht bedeutende Schwächung oder gar völliges Versagen. Wo die natürlichen Abwehrkräfte versagen, besteht die Grenze für das, was mit Naturheilmaßnahmen, also auch der Kneippkur, zu beheben ist. Dann kann es notwendig werden, Arzneimittel, operative oder apparative oder andere spezielle Verfahren einzuschalten.
   Es leuchtet ein, daß sich in dieser Gruppe naturgemäße physikalische, diätetische und arzneiliche oder andere spezielle Verfahren begegnen, je nach Ausprägung der Krankheitszustände.
   Der Laie muß Verständnis dafür haben, daß der Kneipparzt im allgemeinen die naturgemäßen Reize zur Behandlung vorzieht, aber manchmal auch Kunsthilfe anwendet.
   Manche Menschen, ja sogar auch Ärzte, erheben die Schätzung natürlicher Kräfte zu sozusagen gottgleicher Verehrung. Solchen fanatischen Naturisten möchten wir sagen, daß die Natur, wie alles übrige in der Welt ein Geschöpfliches ist und damit auch Fehlern unterworfen.
   Der vernünftige Arzt setzt die naturgemäßen Mittel da ein, wo es sinnvoll erscheint. Er scheut sich aber auch nicht vor der Kunsthilfe, wenn sie notwendig ist. Echtes Arzttum schließt vieles ein. Das Motiv seines Handelns muß immer sein: Helfen wollen. Dieses Gebiet der Therapie, der Behandlung von Krankheiten, ist trotz zeitbedingter Wandlungen immer noch ein nicht zu unterschätzender Bereich der Kneippkur.
4. Aber auch im Bereich der Rehabilitation, d. h. der möglichst weitgehenden Wiederherstellung versehrter Menschen hat die moderne Kneippkur eine entscheidende Bedeutung erlangt. Hier gilt es bei den Menschen, bei denen eine volle Heilung nicht möglich ist, die also einen Gesundheitsdefekt behalten, durch ausgleichende Maßnahmen, den Schaden zu kompensieren, soweit das möglich ist, um einen optimalen Lebenszustand zu erreichen.

Diese Übersicht gibt uns Auskunft darüber, was wir von einer Kneipp-Behand-

lung zu erwarten haben. Je früher einer zur Kneippkur kommt, um so beser! Kneippkurorte sind also keine Zufluchtsorte für jene Zustände, wo der Kampf um die Lebensexistenz bereits verloren ist.
Früher sagten wir, daß die Wasserheilkunst im Mittelpunkt der Kneipp-Behandlung steht. Deshalb wollen wir uns im folgenden Abschnitt damit beschäftigen, was Wissenschaft und Praxis an Begründungen für den Nutzen der einen oder anderen Wasseranwendung erbracht haben.

Ein klein wenig Wissenschaft um die Wasserheilkunde

Wenn wir Prießnitz (1799–1851) als den Wiedererwecker der Wasserheilkunst im vergangenen Jahrhundert bezeichnen dürfen, der einen ersten Welterfolg mit seiner Methode erzielte, so brachte Kneipp (1821–1897) den zweiten Welterfolg, ja er wurde zum Vollender der Hydrotherapie. Mit den feinabstufbaren Anwendungen Kneipps gelang es, die Wasserheilkunde individuellen Bedürfnissen anzupassen. Für Kneipp ist besonders charakteristisch, daß er die Reaktion als Maßstab der Dauer von Kaltanwendungen hervorhob, womit ein physiologisches Prinzip (d. h. ein den Lebensprozessen dienlicher Leitgedanke) gefunden war, der sich als sehr fruchtbar erwies. Die an sich lebensfeindliche Kälte erhielt so ihre Umformung zu einem Gesundungs- und Heilreiz, und zwar in einem vorher nicht gekannten Maße. Es wurde von Kneipp unbewußt erkannt, daß mit Kälteanwendungen, die von einer Reaktion gefolgt sind, wichtige Blutverschiebungen und eine aktive Wärmebildung hervorgerufen werden. Andererseits erkannte Kneipp auch, daß z. B. mit warmen Aufschlägen, vielfach mit Heublumen, die Durchblutung innerer Organe günstig verändert werden kann, so daß auch solchen Anwendungen Heilbedeutung zukommt.
Im Grunde ist es vollkommen falsch, Kneipp als Kältefanatiker anzusehen, er ist vielmehr das Gegenteil, nämlich ein Meister in der Behandlungsrichtung, die heilende Blutverschiebungen ins Auge faßt.
Die moderne Wasserheilkunde hat nun auf den Erfahrungen Kneipps weiter aufgebaut und erkannt, daß Wärme und Kälte große Wirkungen in vielfältiger Richtung auf das organische Leben haben, deren systematische Ausnutzung in der modernen Kneippkur einen vollendeten Ausdruck gefunden hat.
An welche den Lebensvorgängen eigentümlichen Einrichtungen (Physiologie) knüpfen nun die Maßnahmen der Kneippkur an und womit kann man sie sich verständlich machen?
Zunächst muß man hier an das Zusammenspiel zwischen Reiz und Reaktion (Antwort auf den Reiz) denken. Einbruch ins Körpergeschehen (= Reiz) und Ausgleich (= Reaktion) bilden die Grundlage für den Ablauf jener Vorgänge, die in der Wasserheilkunde zur Beeinflussung krankhafter Zustände eingesetzt werden. In dieser Richtung verfolgen die Wasseranwendungen Wege, die die Natur – im Vollbesitz ihrer Fähigkeiten – selbst auch gehen würde. Es knüpfen also die Wasseranwendungen an Vorgänge an, die innerhalb der natürlichen Heilkraft eine Rolle spielen, sie wollen sie lenken oder zügeln oder üben.

Vor allem greifen Wasseranwendungen in das Wärmeregulationsgeschehen des Organismus ein und hiervon sind zwei Ausprägungen zu beachten:

1. die *physikalische Wärmeregulation*, die mit Wärmeabstrahlung und Schweißverdunstung bei Überschuß an Wärme vor sich geht,
2. die *chemische Wärmeregulation*, die dann einsetzt, wenn Wärme neu gebildet werden muß. Sie erfolgt in Muskeln und Leber.

Mit diesen beiden Regulationserscheinungen für die Wärmeverhältnisse des Organismus versucht der Körper seine Eigentemperatur gleichmäßig zu halten. Die physikalische Wärmeregulation nimmt vor allem den Kreislauf in Anspruch, die chemische den Stoffwechsel. Wärme und Kälte wirken in erster Linie auf den Kreislauf, die Stoffwechselwirkung folgt in zweiter Linie, während das Nervensystem ein Bindeglied bildet.

Die in der Absicht der Heilung angewandten Reize der Wasserkur bedingen ferner Blutverschiebungen, sowohl örtlich umschrieben, als auch in der Ausdehnung verschieden.

Die örtlichen Durchblutungsänderungen werden dadurch vom Kreislauf ermöglicht, daß der Organismus die Fähigkeit besitzt, Umschaltungen in der Blutbewegung so vorzunehmen, daß der Kreislauf im ganzen in Takt bleibt, aber auch Sonderbedürfnissen gerecht wird. Für diese Aufgabe besitzt der Kreislauf die Fähigkeit der »Selbstregulation«, die automatisch den Blutfluß nach Bedarf leitet: in Ruhe befindliche Gefäßgebiete verengen sich zugunsten der Gefäße in tätigen Organen und Geweben, wenn diese mehr Blut brauchen.

So können Wasseranwendungen im Sinne der Verschiebung der Blutmenge heilend angesetzt werden. Über die Dauer einer Anwendung hinaus lassen sich solche Blutverschiebungen aufrechterhalten. Es gibt verschiedene Möglichkeiten der Blutverschiebung. Eine wichtige Blutverschiebung nennen wir konsensuelle Reaktion. Hierunter verstehen wir die Tatsache, daß bei Erwärmung bzw. intensiver Durchblutung einer größeren Hautfläche die ganze Haut erwärmt bzw. besser durchblutet wird. Wir können uns somit bei allgemeinem Kältegefühl erwärmen, wenn wir eine Wärmflasche oder eine Warm- oder Heißauflage auf den Leib oder in den Rücken legen. Wenn wir ein Bein besser und stärker durchbluten, durchbluten wir auch – wenn auch nicht im gleichen Ausmaße – das andere Bein besser.

Jede Mehrdurchblutung in diesem Sinne nennen wir aktive arterielle Hyperämie. Weiterhin kennt man auch die Tatsache einer gegensätzlichen Durchblutung wesentlicher Körperteile, insbesondere der Haut und der Eingeweide (hier mehr Durchblutung, dort weniger und umgekehrt). Je besser ein Organ oder Organsystem durchblutet ist, um so besser ist die Leistung. Die Blutverteilung erfolgt nach der zu erwartenden Leistung. Wo im Organismus mehr Arbeit geleistet werden muß, dahin muß mehr Blut fließen. Wenn darum im Verdauungstrakt nach einer größeren Mahlzeit, zu deren Verarbeitung mehr Blut notwendig ist, eine Hyperämie im Bauchraum besteht, kann die Blutfülle nicht gleichzeitig auch in der Haut sein. Darum dürfen unmittelbar vor und etwa 2 Stunden nach einer umfangreichen Mahlzeit keine größeren Anwendungen gemacht werden, da diese das Blut aus dem Verdauungstrakt in die Haut leiten würden. Diese Blutverteilung beruht auf Vorgängen ebenfalls im Rahmen der Wärmeregulation, speziell auf der Fähigkeit der Gefäßverengerung einerseits und der Erweiterung andererseits (Morat-Dastresche Regel).

Diese beiden Grundregeln erklären sich in ihren Besonderheiten zwanglos aus dem Zusammenspiel zwischen den wärmeregulatorischen Vorgängen mit der »Kreislaufselbstregulation«.

Bei Kälteanwendungen kommt es parallel mit der reaktiven Mehrdurchblutung in die Haut über den Weg der chemischen Wärmeregulation (Stoffwechselsteigerung in der Leber) zu einer Steigerung der Wärmeneubildung, bei Wärmeanwendungen, die stärkere Wärmeabgabe und Schweißbildung ergeben, knüpft man vorwiegend an Vorgänge im Rahmen der physikalischen Wärmeregulation an.

Sowohl mit Wärme- als mit Kälteanwendungen kommt es demnach zu Mehrdurchblutungen. Abstoppung der Wärmeneubildung bei Wärmeanwendungen, Steigerung der Wärmeneubildung bei Kälteanwendungen sind der ins Gewicht fallende Unterschied bei beiden. Wärme wirkt mehr passiv, d.h. von außen, mehrdurchblutend, Kälte aktiv, d.h. selbsttätig, in Anknüpfung an die Stoffwechselsteigerung, mehrdurchblutend.

Heilende Blutverschiebungen erfolgen indessen auch noch im Wege besonderer Reflexbeziehungen (Reflex = Widerschein, hier soviel bedeutend wie Sofortantwort über spezielle Nervenbahnen) zwischen bestimmten Hautstellen (Segmente oder Zonen) und bestimmten Eingeweiden. So gehört die Haut über dem rechten Schulterblatt zur Leber und Gallenblase, die Haut der Unterarme zu den Organen des Brustraumes (Lunge und Herz), die Haut der Unterschenkel und Füße zum Nasen-Rachenraum (kalte nasse Füße – Schnupfen und Halsentzündung) und auch zu den Organen des kleinen Beckens (Blase, Mastdarm, innere weibliche Geschlechtsorgane oder beim Manne die Vorsteherdrüse). Entsprechende Anwendungen in diesen Hautbereichen wirken also auf die entsprechenden inneren Organe. Man kann aber auch durch örtlich begrenzte Anwendungen z.B. durch Wärmepackungen über den Hautstellen der Gallenblasengegend auf die Gallenblase, über der Magengegend auf den Magen im Sinne entkrampfender Einflüsse usw. einwirken. Bestimmte Arten von Hautreizungen wirken demnach auch auf zugehörige innere Organe. So kann auch von dieser Seite die Annahme gestützt werden, daß die Durchblutungsverhältnisse innerer Organe von der Haut aus zu beeinflussen sind.

Wir ersehen aus allem, daß für die erfahrungsmäßig gegebenen, günstigen Einwirkungen der einen oder anderen Anwendungen auf seiten der Einrichtungen für den Ablauf der Lebensprozesse mannigfache Möglichkeiten bestehen, deren genauere Kenntnis es gestattet, Anwendungen nach rationellen, d. h. wissenschaftlichen Richtlinien in die Behandlung einzusetzen.

Auch aus der Konstitution (Gesamtverfassung) eines Menschen lassen sich Grundsätze für die Auswahl der Mittel ableiten. Man weiß, daß es Menschen gibt, die vorwiegend kälteempfindlich sind und zweckmäßig mit warmen Anwendungen, mindestens am Anfang einer Wasserkur, zu behandeln sind, anderseits solche, die »wärmeunlustig« sind und gut kalte Anwendungen vertragen. Diese Verschiedenheiten hängen mit schon an sich gegebenen Neigungen im regulatorischen

Blutbewegungsbild solcher Menschen zusammen, mit Fehlspannungen in den äußeren oder inneren Gefäßbezirken. Der geschickte Hydrotherapeut weiß diese Unterschiede sorgfältig zu beachten.
Es ist natürlich auch ein großer Unterschied, ob eine Wasseranwendung in einschleichender, allmählich ansteigender Form verabreicht wird, oder in schroffer Form mit besonderer Betonung des Reizcharakters. Mit einer einschleichenden Methode werden erhebliche örtliche Durchblutungsänderungen bewirkt, ohne die zentrale Regulation wesentlich in Anspruch zu nehmen. Mit der schroffen, einfallenden Reizmethode werden die zentralen Regulationseinrichtungen sofort in Anspruch genommen und eine kräftige Reaktion herbeigeführt.

Man kann die Wasseranwendungen in vier Hauptwirkungsgruppen einteilen:

Die Form der Wasseranwendungen

Die Anwendung des Wassers kann auf verschiedene Art und Weise geschehen. Am häufigsten verwendet man kaltes, seltener temperiertes Wasser, warmes Wasser meist mit Zusätzen und heißes meist für bestimmte Anwendungen. Wasserdampf benötigen wir bei den Teil- oder Volldämpfen. Das Eis ist die einzige Form des Wassers, die die Kneippkur im allgemeinen ablehnt.
Zum besseren Verständnis der Wasserkur wollen wir kurz auf das Wasser und seine Eigenschaften als Reizträger und die Reaktion des Organismus eingehen.

Das Wasser und seine Eigenschaften

Das Wasser dient als Träger physikalisch und chemisch wirkender Reize.
Unter die physikalischen Eigenschaften fallen die thermischen (Temperatur), die mechanischen und die elektrischen.

Wasser als Temperaturträger

Die Temperatur bezieht sich in der Wasserheilkunde auf die durchschnittliche Hauttemperatur. Diese beträgt etwa 33°–35° C. Werte unterhalb der Hauttemperatur bezeichnen wir als kalt oder temperiert, Werte oberhalb als warm oder heiß. Wasser ist ein guter Wärmeleiter, d. h. es leitet Wärme rasch an die Haut hin bzw. von ihr weg. Die Richtung der Wärmeleitung geht immer von höherer zu niederer Temperatur.
Auch ist die Abgabe der Wärme von der Haut an das Wasser wesentlich größer als an die Luft. Luft ist ein schlechter Wärmeleiter, ebenso die Erde und das Holz. Metall dagegen ist ein noch besserer Wärmeleiter als das Wasser.
Folgerungen: Je geringer der Feuchtigkeitsgehalt der Luft, um so verträglicher sind höhere Temperaturen. Wenn z.B. die Luftfeuchtigkeit in einer Sauna 15% nicht übersteigt, werden Temperaturen von 85° C gut vertragen, bei noch geringerem Feuchtigkeitsgehalt sogar Temperaturen bis zu 100° C.

Je feuchter ein Wickeltuch, um so rascher kühlt es aus, wenn es warm oder heiß ist; ist es dagegen kalt, so entzieht es dem Körper mehr Wärme als bei geringerer Feuchtigkeit.
Lehm-, Fango-, Moor- u. ä. Packungen werden bei wesentlich höheren Temperaturen vertragen als entsprechende Wasseranwendungen.
In Holz- oder Kunststoffbadewannen kühlt das Wasser weniger rasch aus als in Metallbadewannen. Darum muß man bei warmen Sitzbädern in Zinkbadewannen die Temperatur des Wassers um ca. 3°–5° C höher wählen als in Holz- oder Kunststoffwannen. (Berücksichtigung des »Abkühlungsfaktors«.)

Die mechanischen Eigenschaften des Wassers

Hierunter fallen:

a) *Der hydrostatische Druck,*

d. i. der gleichmäßige Druck, den das Wasser auf die im Wasser befindlichen Teile ausübt. Dieser Druck führt bei entsprechender Stärke zum Zusammenpressen aller zusammenpreßbaren Gebilde des Körpers, besonders der Blut- und Lymphgefäße, des Bauch- und Brustraumes.
Ein zu starker hydrostatischer Druck kann deshalb bei gefäßlabilen oder herzkranken Menschen oder bei Blähbauch unter Umständen eine große Gefahr bedeuten. Da der Druck von der Menge des Wassers abhängt, das den Körper umgibt, verordnet der Arzt in solchen Fällen grundsätzlich nur Teilbäder, z. B. Halb- oder Dreiviertel-Bäder. Die Gefahr eines Kreislaufversagens, eines Kreislaufkollapses, entsteht bei labilen Menschen auch, wenn der hydrostatische Druck plötzlich nachläßt, etwa beim schnellen Heraussteigen aus dem Bade. Das tritt besonders im warmen Bade auf, wo die Wärme die Blutgefäße erweitert, der Druck des Wassers sie aber zusammenpreßt. Bei plötzlichem Nachlassen des Druckes im warmen Bade fließt das Blut dann zu stark in die Peripherie (Haut), und dadurch kommt es eben zum Kreislaufkollaps. Deshalb ist es ratsam, sich vor Verlassen der Wanne erst langsam aufzurichten und das Wasser ablaufen zu lassen und vielleicht im Bade selbst eine kühle bis kalte Teilanwendung zu machen, z. B. sich kaltes Wasser über die Arme laufen zu lassen oder Brust und Rücken kalt abzubrausen oder abzuwaschen. Andere Formen des Druckes findet man z. B. bei den Kneippschen Blitzgüssen, bei entsprechenden Fächerduschen und anderen Anwendungen, wo ein betont starker Druck mit eingeschaltet wird. Bei den Kneippschen Blitzgüssen (s. dort) schwankt der Druck je nach Entfernung zwischen dem Behandelten und der Schlauchmündung zwischen 1½ bis 4 atü.

b) *Auftriebskraft*

Unter Auftriebskraft des Wassers verstehen wir die Erscheinung, daß jeder Körper im Wasser soviel an Gewicht verliert, wie die von ihm verdrängte Wassermenge wiegt (Archimedisches Prinzip). Man hat errechnet (nach Straßburger), daß ein Mensch, der bis an den Hals in Wasser taucht, noch etwa

7 kg wiegt. Der Auftrieb führt somit zur Herabsetzung des Gewichtes des badenden Körpers. Auf diese Weise werden z. B. bei gelähmten Gliedmaßen trotz der herabgesetzten Muskelkraft noch Bewegungen relativ leicht möglich.

c) *Reibungswiderstand*

Unter Reibungswiderstand verstehen wir den Widerstand, den ein im Wasser bewegter Körperteil überwinden muß. Dieser Widerstand ist um so größer, je größer die Angriffsfläche und je schneller die Bewegung selbst ist. Dieser Reibungswiderstand wird ebenfalls in der gymnastischen Behandlung unter Wasser zur Kräftigung des Bewegungsapparates benutzt.

Die elektrischen Eigenschaften des Wassers spielen in der Kneippkur keine wesentliche Rolle.

Chemische Eigenschaften

Chemische Eigenschaften sind solche, die den Charakter des reinen Quellwassers verändern, wobei wir voraussetzen, daß im Quellwasser und im Leitungswasser von vornherein keine wesentlichen chemischen Bestandteile vorhanden sind. In der Kneippschen Hydrotherapie sind es vorwiegend Substanzen pflanzlicher Herkunft. Es werden aber auch Kochsalz, Milchsäure, Erde und andere chemisch wirkende Substanzen verwendet. Diese chemischen Zusätze bewirken:

1. eine Reizverstärkung
2. eine Reizmilderung
3. durch Aufgesogenwerden (Resorption) innere Organveränderungen.

Zu 1., *Reizverstärkung:*

Durch die Mehrzahl der Zusätze wird der Hautreiz verstärkt und damit gleichzeitig die Hautreaktion. Diese Hautreaktion tritt bei den reizverstärkenden Zusätzen in der Regel bei niederen Temperaturen ein, ist intensiver und hält länger an. Ein typisches Beispiel ist der Zusatz von Senföl zum Wasser. Schon bei relativ niedrigen Temperaturen rötet sich die Haut sehr stark, und die Rötung hält lange an. Ähnliches gilt auch für die Kohlensäure (CO_2).

Zu 2., *Reizmilderung:*

Es gibt eine Reihe von Zusätzen, die die thermische Wirkung des Wassers abmildern, d. h. die uns oft erst überhaupt erlauben, warmes oder kaltes Wasser an die Haut heranzubringen. Das gilt ganz besonders dann, wenn die Haut entzündlich verändert ist. Die bekanntesten Zusätze dieser Art sind: Molke, Kleie, Kamille, Zinnkraut, Eichenrinde u. a. Sie werden bei den Bädern noch besprochen.

Zu 3., *Resorption:*

Ein Teil der in Lösung befindlichen chemischen Substanzen dringt in die Haut ein, kommt durch die Haut oft in das Blut und wirkt vom Blut auf bestimmte Organe oder Organsysteme ein. Über die Haut in den Körper eindringen können nur die lipoidlöslichen, d. h. fettlöslichen Stoffe. Nicht lipoidlösliche Stoffe müssen in der Haut in lipoidlösliche umgewandelt werden. Von den Kräuterzusätzen werden im allgemeinen keine Substanzen über die Haut in das Blut aufgenommen, es sei denn, man bringt sie in Substanzen an die Haut, die die Aufsaugung durch die Haut ermöglichen (z. B. einige Syndets oder Detergentien, ölige Lösungen u.a.). Wohl können ohne Schwierigkeiten hormonähnliche Stoffe (östrogene) aus der Moorerde über die Haut ins Blut dringen und besonders im weiblichen Organismus entsprechende Wirkungen auslösen.

Die Reaktionen des Organismus

Allgemeines über Reiz und Reaktion

Unter dem Reiz verstehen wir jede Veränderung der äußeren Bedingungen, die den Lebensablauf einzelner Zellen oder des ganzen Organismus beeinflussen können. Diese Veränderungen können durch physikalische Einwirkung, z.B. mechanisch, thermisch oder elektrisch, ebenso aber auch durch physikalisch-chemische hervorgerufen werden. Den Organismus reizen wollen, heißt also, seine Umwelt verändern. Die Reizbarkeit ist ein Kennzeichen des Lebens. Die Antwort des Organismus auf einen Reiz nennen wir Reaktion. In diesem Zusammenhang ist die Arndt-Schulz'sche Regel wichtig. Sie sagt sinngemäß: Schwache Reize entfachen die Lebenstätigkeit, mittelstarke fördern sie, starke hemmen sie und stärkste heben sie auf, wobei individuell verschieden ist, was im einzelnen Falle schwach, mittelstark, stark und am stärksten ist. In der Hydrotherapie ist für die Reizstärke im allgemeinen entscheidend:

1. die Wassertemperatur

Je rascher und je weiter diese sich von der Hauttemperatur (33°–35° C) oder Indifferenztemperatur (s. Temperaturskala) entfernt, um so stärker ist der Reiz und in der Regel auch die Reaktion. Kneipps Wahlspruch: »Je kälter und kürzer, um so besser«, gilt auch heute noch. Lauwarme Anwendungen sind darum nur bei erhöhter Hauttemperatur (im Fieber oder nach entsprechender Vorerwärmung) sinnvoll. Auch für Warm- und Heißanwendungen gilt ähnliches.

2. die Zeitdauer der Anwendung

Je mehr Sekunden bei den kalten und je mehr Minuten bei den warmen und heißen Anwendungen, um so stärker ist der Reiz.

3. die Größe der gereizten Fläche

Ein Fußbad z.B. ist in der Regel ein kleinerer Reiz als ein Halbbad, dieses wiederum kleiner als ein Vollbad, ein Lendenwickel ist ein kleinerer Reiz als eine Ganzpackung usw. Durch Abstufung der Flächengröße ist eine Abstufung der Reizstärke möglich.

4. die individuelle Ausgangslage

Diese wird bestimmt durch die Konstitution und augenblickliche Dispositon.
Unter Konstitution verstehen wir das Ergebnis aus Erbanlage und Umwelteinflüssen. Die Konstitution bestimmt die Besonderheiten des Körperbaus, der körperlichen und geistigen Funktionen, somit weitgehend Leistungsfähigkeit, Widerstandsfähigkeit und Reaktionsfähigkeit.

Unter Disposition verstehen wir die augenblickliche Verfassung eines Menschen, z. B. seine Hautbeschaffenheit (ob gut oder schlecht durchblutet), sein Alter, seinen derzeitigen Gesundheitszustand usw.

Anwendungsformen des Wassers

Die kalten Anwendungen

Bei den kalten Anwendungen beträgt die Temperatur des Wassers nicht über 18° C. Das Wasser wir so kalt wie möglich genommen, für den üblichen Gebrauch meist so, wie es aus der Wasserleitung kommt. In besonderen Fällen entscheidet der Arzt.

Die allgemeinen Voraussetzungen für die kalten Wasseranwendungen

Eine unbedingte Voraussetzung für jede Kaltanwendung ist es, daß der Patient vorher warm ist. Er soll sich, wie Kneipp verlangt, im Zustand einer guten Naturwärme befinden. Um diese Wärme des Körpers nicht zu gefährden, soll er sich darum rasch auskleiden, und jede Anwendung soll in einem geheizten Raum geschehen. Nur Waschungen und kleine Teilanwendungen dürfen vom Bett aus auch im ungeheizten Raum durchgeführt werden. Dabei muß alles, was auch in einem warmen Raum die Wirkung vereiteln könnte, wie z. B. offene Fenster, Zugluft und alles andere, was zur Abkühlung führt, streng vermieden werden. Nach der Anwendung soll man selbstverständlich wieder für neue frische Luft durch Öffnen der Fenster sorgen.

Merke: Nie kaltes Wasser an einen kalten Körper!

Ist der Körper vor einer Kaltanwendung nicht warm, dann muß auf irgendeine Weise für gute Erwärmung (die Vorerwärmung) gesorgt werden. Diese kann erreicht werden durch Bewegung, manchmal auch durch Massage oder Bestrahlung, häufig durch Bettwärme oder eine längere warme Anwendung. Darum erfolgt z. B. eine kalte Waschung vom warmen Bett aus, ebenso ein kaltes Halbbad. Ein Guß wird nach einem erwärmenden Spaziergang verabreicht, ebenso vermeidet man das Wassertreten bei kalten Füßen, man läuft sich erst warm oder nimmt vorher ein warmes Fußbad.

Bei den kalten Anwendungen gilt fast immer der Grundsatz: Je kälter das Wasser ist, je durchwärmter und durchbluteter der Patient, und je kürzer und einwandfreier die Anwendung durchgeführt wird, desto besser ist die Reaktion und damit der Erfolg.

Der Reaktionsablauf auf Kälte zeigt zwei Phasen (Wellen):

1. Blässe – Gänsehaut – Kältegefühl, das sich bis zum Schmerzgefühl steigern kann
2. Röte – Wärmegefühl – Wohlgefühl (eigentliche Reaktion).

Die Reaktion soll immer erreicht werden, aber bei ihrem Eintritt wird die An-

wendung rasch beendet. Alle durchgreifenden und größeren Anwendungen sollen nur auf ärztlichen Rat hin erfolgen.
Bei starker Abgespanntheit und nervöser Überreizung sollen keine kalten Wassermaßnahmen durchgeführt werden.
Nach den Anwendungen trocknet man im allgemeinen die Haut nicht ab. Eine Ausnahme machen alle der Luft unmittelbar ausgesetzten und alle behaarten Teile des Körpers. Etwa auf der Haut stehenbleibende Tropfen werden durch Abstreifen mit der flachen Hand beseitigt. Durch das Nichtabtrocknen wird die Wirkung der einzelnen Maßnahmen verstärkt.
Ebenso wie der Körper vor jeder Kaltmaßnahme warm sein muß, so muß er auch hinterher wieder warm werden (Nacherwärmung). Darum muß auch hier jede Abkühlung vermieden werden. Also nicht nach der morgendlichen Waschung gleich das Luftbad anschließen oder nach dem Wassertreten stundenlang herumsitzen!
Alle kalten Anwendungen sollen ebenso wie fast alle anderen Kneippschen Maßnahmen nicht ununterbrochen, vielleicht monate- oder jahrelang durchgeführt werden, weil sie dann durch die Gewöhnung viel von ihrer Wirkung einbüßen. Es ist günstig, wenn man abwechselt oder wenn man sie wenigstens nicht immer in der gleichen Form macht. Die Einzelvorschriften über die Durchführung der Maßnahmen befinden sich bei den Beschreibungen der entsprechenden Anwendungen.

Die temperierten Anwendungen

Bei den temperierten Anwendungen beträgt die Temperatur des Wassers 18 bis 25° C. Sie werden recht selten und nur in bestimmten Fällen vom Arzt verordnet. Das ist in der Regel dann der Fall, wenn die Hauttemperatur, auch als Indifferenztemperatur bezeichnet (im Durchschnitt 33°–35° C), höher liegt als üblich, z. B. bei hohem Fieber oder nach vorausgegangener längerer Heißanwendung. Ist nämlich durch Fieber oder vorausgegangene Heißanwendung die Hauttemperatur gestiegen, dann ist der Unterschied zwischen dieser Hauttemperatur und der temperierten Anwendung noch groß genug, um eine Reaktion auszulösen. Bei einer solchen Voraussetzung wendet man gern temperierte Maßnahmen an, wenn der Kranke zu Gefäß-, Blasen- oder Darmkrämpfen neigt, und wo der schroffe Unterschied zwischen beiden Temperaturen die Krämpfe auslösen könnte. Da es bei der Kneippkur fast immer darauf ankommt, eine gute und rasche Reaktion hervorzurufen, so ist das kalte Wasser in der Regel bei weitem geeigneter. Im allgemeinen gelten für die temperierten Anwendungen dieselben Grundsätze wie für die kalten.

Die warmen Anwendungen

Wo nach physiologischen Erwägungen die Wärme der Kälte vorzuziehen ist, wo vor allem z. B. eine Erhöhung der Körpertemperatur oder eine Blut- und Wärmestauung oder auch eine Krampflösung bezweckt wird, müssen warme Anwen-

dungen verabreicht werden. Aber sie werden wegen der Gefahr der Verweichlichung selten ohne eine folgende die Gefäßerschlaffung aufhebende Kaltmaßnahme verordnet (vgl. Bäder). Zu den Warmanwendungen werden meist bestimmte Zusätze verwendet, die in den einzelnen Abschnitten noch besonders genannt werden. Die Temperatur bei warmen Maßnahmen beträgt im Durchschnitt 36°–38° C und wird dem persönlichen Empfinden des einzelnen angepaßt.
Der Reaktionsablauf auf Wärme ist in der Regel einphasig. Er zeigt sich in: Röte – Wärmegefühl – Wohlgefühl.

Die heißen Anwendungen

Die Temperatur des Wassers ist bei heißen Anwendungen über 38° C und kann bis zu 45° C und höher gesteigert werden. Hierher gehören auch die Dämpfe, die wir besonders besprechen. Heiße Anwendungen werden in der Kneippkur weniger häufig verwendet, und sie dürfen nur auf besondere ärztliche Verordnung verabreicht werden, da sie für den Organismus nicht immer zuträglich sind.
Die Reaktion auf Hitze ist – wenn sie kurz dauert, d. h. in der Regel nicht über 3 Minuten hinausgeht – wie bei Kälte zweiphasig:
1. Blässe – Gänsehaut – dumpfes Druck- bis Schmerzgefühl.
2. Röte – Hitzegefühl bis Wärmegefühl – Wohlgefühl.

Die Wechselanwendungen

Das Charakteristische für Wechselanwendungen besteht darin, daß zwei in der Temperatur verschiedene Wasserreize nacheinander auf den Körper einwirken, eine Warm- und eine Kaltanwendung. Die Warmanwendung ist dabei die erste und dauert länger, die Kaltanwendung ist die zweite und ist kürzer. Wechselanwendungen sind ein wertvolles Übungs- und Schulungsmittel für den Kreislauf. Fast alle Maßnahmen lassen sich als Wechselanwendungen durchführen. Die häufigsten und gebräuchlichsten werden bei den einzelnen Güssen und Bädern besprochen.
Nach der Besprechung der normalen Reaktion ist auch die der *Fehlreaktionen* unbedingt notwendig. Es sind:

1. Die arterielle Fehlreaktion

Die Verengung der arteriellen Blutgefäße (Kapillaren und Arteriolen) bei Einwirkung von Kälte bleibt zu lange bestehen oder sie ist zu stark – es tritt die zweite Phase der Reaktion nicht oder nur verzögert ein. Anhaltende Blässe und Kälte sind die Zeichen der Fehlreaktion. Hinzu kommen kann heftiger Schmerz (Krampfschmerz), weil nicht genügend sauerstoffhaltiges Blut zum Gewebe fließt. Sauerstoffmangel führt aber zunächst zur schmerzhaften Zusammenziehung der Skelettmuskeln und bei Fortdauer zum Gewebstod (kalter Brand = Gangrän).
Zur Überwindung dieser Fehlreaktion macht man eine Warmanwendung, z. B.

warmes oder verkürzt ansteigendes Teilbad (s. dort), warme Auflagen, Lichtkasten und ähnliche Maßnahmen. Gegebenenfalls kann man auch frottieren oder massieren. Man beachte: Wärme – nicht Hitze – löst Krämpfe.

2. Die venöse Fehlreaktion

Bei dieser fließt das Venenblut nicht genügend zum Herzen zurück; es kommt zur Stauung. Die Zeichen sind blaurote Verfärbung und Kälte der Haut. Den Rückfluß fördert die Hochlagerung der gestauten Gliedmaßen oder das klassisch ansteigende Teilbad nach Schweninger-Hauffe (s. dort).

3. Die gemischte Fehlreaktion

Hierbei sind arterieller Zu- und venöser Abfluß gestört. Als Zeichen finden sich rotblaue Verfärbung und relative Wärme der Haut. Wir finden diese Zeichen als Dauerzustand nicht selten bei zirkulationsgestörten jungen Menschen an den unteren und weniger häufig an den oberen Gliedmaßen. Bei arterio-venöser Fehlreaktion sind Kaltanwendungen möglich. Kommt es bei Anwendung von Kälte zu einem deutlichen Durchbruch einer arteriellen Hyperämie (hellrote Verfärbung), sollte man die Kaltanwendung sachgerecht zu Ende führen. Bei verstärkter venöser Stauung dagegen (blaurote Verfärbung) ist die Anwendung zu beenden und wie bei der venösen Fehlreaktion zu verfahren.

4. Die paradoxe Fehlreaktion

Bei dieser reagiert das Gefäßsystem bei Kälte, als ob es Wärme wäre und umgekehrt. Es kann somit bei Warmanwendungen bis zu arteriellen Gefäßspasmen (Krämpfe) wie bei der arteriellen Fehlreaktion kommen und physiologische Kälte kann zu starken venösen Stauungen führen. Außerdem kann starke Kälte zu einer ausgesprochenen arteriellen Hyperämie führen, ohne daß eine erste Phase (s. Kälteeinwirkung) vorausging. Die Gegenmaßnahmen sind entsprechend, d. h., hat Kälte diese Fehlreaktion ausgelöst, muß Wärme angewandt werden und umgekehrt. Gegebenenfalls sind an Stellen, die dem ursprünglichen Anwendungsort fern liegen, Maßnahmen gleicher Art zu versuchen, z. B. bei Gefäßspasmen (Verengungen) an den Beinen heiße Anwendungen wie Heusack, Dampfkompresse u. a. in die Kreuzbeingegend.
In jedem Falle ist der Arzt von der Fehlreaktion zu verständigen.

Allgemeine Fehlreaktionen

Allgemeine Fehlreaktionen können sich in Schwindelgefühl, Kopfschmerzen, Übelkeit, Herzsensationen oder in anderen Störungen zeigen. Sie zwingen zum sofortigen Abbruch der Anwendung. In allen ernsten Fällen, d. h. solchen, die nicht gleich wieder abklingen, ist stets der Arzt zu benachrichtigen. Inzwischen lege man den Kranken, wenn er blaß ist, flach hin, wenn er einen hochrot gestauten Kopf hat, läßt man ihn aufsitzen. Gegebenenfalls sind entsprechende Herz- und Nackenkompressen erlaubt.

Aus dieser Einführung in die Grundlagen der Kneippschen Wasserkur dürfte eindeutig hervorgehen, daß es sich bei diesem Verfahren um ein hochdifferenzier-

tes handelt, dessen richtiger und erfolgreicher Einsatz zur Vorbeugung (Praevention), Behandlung (Therapie) und Nachsorge (Rehabilitation) ein gutes Wissen und Können voraussetzt.
Kneipp verdanken wir die Anweisung, daß kein Patient sich nach einer Anwendung zu richten habe, sondern es muß umgekehrt sein, die Anwendung hat sich immer nach dem Patienten zu richten, seiner mehr oder minder großen Schwäche im allgemeinen und nach den Reaktionskräften! Damit kennzeichnet Kneipp sich uns als ein Mann, der jeden Schematismus verurteilt, und die Anweisung Kneipps beinhaltet auch die notwendige weitere Erforschung und Vervollkommnung seiner Methode, auch nach seinem Tode.
In der Tat ist nach dem Tode Kneipps die Kneippsche Behandlung auch weiter vervollkommnet worden. Das ist das Verdienst der Kneippärzteschaft.
Bezüglich der Reaktionseigentümlichkeiten der Menschen der Neuzeit gegenüber Wasseranwendungen läßt sich feststellen, daß seit dem Tode Kneipps deutliche Änderungen eingetreten sind. Zwei Perioden lassen sich hier unterscheiden: die Zeit vom Ableben Kneipps bis zum zweiten Weltkriege, und die Zeit nach dem zweiten Weltkriege. Die Reaktionskraft ist in diesen Perioden beim großen Durchschnitt der Bevölkerung herabgemindert worden. Man muß diese Änderungen in Betracht ziehen, wenn man die Unterschiede in der Verordnungsweise von Kneippkuren von der Zeit Kneipps bis heute richtig beurteilen will. Entsprechend diesen Veränderungen haben sich heute auch Krankheitsbilder in den Vordergrund geschoben, wie das zu Zeiten Kneipps nicht der Fall war. Auch die Kranken der Kneippkurorte zeigen heute ein wesentlich anderes Bild als im vorigen Jahrhundert. Diese Umstände beleuchten die Führungsaufgabe der Kneippärzteschaft in allen Dingen, die mit dem Kneippkurwesen und der Kneipptherapie im Zusammenhang stehen. Nur eine möglichst fruchtbare Begegnung zwischen Kneipp-Praxis und Wissenschaft heutiger Zeit kann Ziel und Aufgabe im Sinne des inneren Anliegens der Kneippschen Heilidee sein!

Die Bedeutung des diätetischen Heilverfahrens in der Kneippkur

Vielfach wird die irrige Meinung vertreten, eine Kneippkur sei so anstrengend, daß eine gleichzeitige diätetische Behandlung unzweckmäßig sei. Es wird dabei immer vergessen, daß gerade Kneipp neben den Wasserkurmaßnahmen den Fragen einer zweckmäßigen, naturgemäßen Ernährung seine vollste Aufmerksamkeit widmete, ja er kann als Bahnbrecher auf diesem Gebiet neben vielen anderen genannt werden. Man braucht nur sein Buch »So sollt ihr leben« zu lesen.
Kneipp schätzte ganz zweifellos die vegetarische Kost, weil sie nach seiner Meinung weniger »hitzt« als Fleischkost, und für die Durchschnittskost empfahl er immer eine einfache, unverkünstelte Nahrung. Von Vitaminen, Spurenstoffen, Auxonen (Wachstumsstoffen) wußte Kneipp noch nichts, und doch hat er mit seiner Forderung, die Nahrung so unverkünstelt wie möglich zu lassen, das

gleiche ausgesprochen, was auch der Satz der modernen Ernährungslehre ist: Man nehme das Natürliche in der Kost so natürlich wie möglich (Kollath). Im strengen Sinne ist auch eine Rohkost zwar nichts absolut Rohes. Sie bedarf z. B. bei den Gemüsen einer gewissen Auf- und Zubereitung und einer geschickten Auswahl. »Roh« nennen wir eben das, was nicht durch den Kochprozeß gegangen ist. Über den Wert von Rohkost und vegetarischer Kost als Heilnahrungen, mindestens für umschriebene Zeiten, besteht heute kein Zweifel.

Ganz typisch ist für Kneipp auch die Verurteilung des übermäßigen Feinmehlgebrauches im Haushalt und als Brot. »Man nehme Kleie unter das Mehl und bereite davon das Essen.« Denn in der Kleie – das ahnte Kneipp schon auf Grund seiner Naturbeobachtung – sind wertvolle Stoffe. Die moderne Ernährungslehre hat diese Auffassung voll bestätigt, denn in der Kleie, im Keim des Kornes, sind für die Gesundheit des Menschen unentbehrliche »Lebensstoffe« vorhanden.

Man kann überhaupt die Ernährungsmittel des Menschen danach beurteilen, ob sie als »Lebensstoffe« oder »Nahrungsstoffe« zu werten sind. Lebensstoffreich ist eine Nahrung nur, wenn sie zu einem großen Teil in der Form eingenommen wird, wie die Natur sie bietet, also ohne den Durchgang durch die verschiedenen Formen der heute üblichen Bereitung: Kochen, Backen, Raffinieren, Schönen usw. Wir sagen »zu einem großen Teile«, um damit anzudeuten, daß es nicht möglich ist, eine Volksdurchschnittskost ganz auf der Basis der Rohkost zu erstellen, und das braucht auch keineswegs der Fall zu sein. In Krankheitsfällen bedarf es außerdem noch einer gewissen Rücksichtnahme auf die Verdauungskräfte und einer bestimmten Auswahl z. B. fettarm, salzarm oder salzfrei, blähungswidrig usw. Die Zusammenstellung einer Kost muß eben naturgemäßen Richtlinien im ganzen entsprechen. Das gilt für die Kost des Gesunden, wie für die des Kranken.

Die Bereitung der üblichen Krankenkostformen ermangelt in vielfacher Hinsicht der Lebensstoffe, und häufig schon ist von verantwortlich denkenden Ärzten die Forderung erhoben worden, daß auch die Krankendiäten so gestaltet werden müßten, daß genügend Lebensstoffe (Vitamine u. a.) mit zugeführt werden, und zwar trotz der oft notwendigen Verfeinerung der Kost für den empfindlichen Kranken. In dieser Hinsicht darf also kein genereller Unterschied zwischen der Krankenkost und der Kost Gesunder gemacht werden. Bei der Krankenkost ist das auch möglich, man kann Rohkost in verflüssigter oder in Breiform geben bzw. zugeben (Rohsäfte in sämigen Suppen oder Rohsäfte zur »Weizenbrei-Kur« z. B.).

Die moderne Ernährungslehre stellt auch die Forderung auf, daß das Vollkornbrot dem Feinmehlbrot, wo immer es nur möglich ist, vorgezogen werden müßte. Nichts anderes forderte Kneipp. Er interessierte sich lebhaft für die Herstellung eines schmackhaften Vollkornbrotes, das wert wäre, den Namen »Kneippbrot« zu tragen.

Betrachten wir im Gegensatz dazu das Überhandnehmen im Feinmehlmißbrauch heutiger Zeit! Das fängt schon mit den Brötchen beim Morgenfrühstück an. Diejenigen Häuser, die ihren Gästen morgens nur Feinmehlbrötchen reichen, wissen kaum, was sie Ungutes tun. Etwas, was Kneipp stets verurteilt hat! Was schät-

zen wir am Brötchen? Meist nur das rösche Gebackene der schmalen Rinde, das Innere pulen wir gerne aus und geben damit dem Unsinn Ausdruck, dem wir mit der Brötchenkostform huldigen. Aber wir lassen es uns gefallen, wenn wenigstens auch Vollkorn- und Kneippbrot in der größeren Menge zu einem Brötchen geboten werden. Das ginge noch an.
Auf alle Einzelheiten, die die moderne Ernährungslehre bezüglich einer Gesundkost unterbreitet, können wir hier nicht eingehen, dazu muß auf die Spezialliteratur verwiesen werden.
Zu betonen ist, daß gerade in der Kneippkur die Diätbehandlung eine unerläßliche Voraussetzung ist, denn »Kneippkur« heißt ja nicht nur Wasserkur. Wir sehen immer, wie die Erfolge besser werden, wenn eine bestimmte Diät eingehalten wurde. Andererseits aber häufig genug das Fehlen solcher Erfolge, wenn ein Kurgast in einem Hotel gezwungen wird, an einem zweimaligen Vollessen (mittags und abends) teilzunehmen, dazu noch mit zweimaligem Fleischangebot pro Tag. Im allgemeinen tut das der Kurgast zu Hause nicht einmal! Das übliche Hotelessen ist eben, stoffwechselmäßig betrachtet, ein durchaus minderwertiges Essen und keinem Kurgast anzuraten, auch wenn es heißt, er dürfe »Normalkost« essen. Darunter verstehen wir nur eine Normalkost im k n e i p p s c h e n, reformierten Sinne!
In Zusammenfassung läßt sich über die notwendige Kost im Kneippkurort folgendes sagen:
Eine Normalkost im Sinne Kneipps und der modernen Ernährungslehre soll ein Kurgast nicht so verstehen, wie die »Normalkost« bzw. übliche Gasthauskost, die einseitig dem »gastronomischen«, auf Genuß abgestellten Prinzip entspricht: eine Kost mit möglichst scharfer Würze, die zum Trinken und Rauchen reizt, um einen für den Unternehmer günstigen Konsum zu ermöglichen. *Die Normalkost im Kneippkurort muß eine reformierte sein und auf sie möge der Kurgast sein Verlangen richten.* In der Außerachtlassung unnotwendiger Kostgelüste, die überdies den Kurgang stören, hat sich der Idealismus des Kurgastes im Sinne des Kneippschen Vorbildes von der Einfachheit und der Naturgemäßheit zu bewähren! Selbstverständlich betrifft dies auch die Wahl der Getränke.
Welche Forderungen sind nun an die Gestaltung einer Normalkost im kneippschen und modernen Sinne zu stellen?
Eine solche Kost muß
1. genügend Kalorien (Brennwerte) in Form von Eiweiß, Fett und Kohlehydraten dem Körper zuführen;
2. reichlich Vitamine, Wuchsstoffe, Mineralstoffe zuführen, was nur gewährleistet ist, wenn die Kost Basenüberschuß aufweist;
3. das zuträgliche Maß von Extraktiv- und Geschmackstoffen enthalten;
4. sowohl sättigen, als auch den Darm zu reger Tätigkeit antreiben;
5. eine genügende und ansprechende Auswahlmöglichkeit bieten.

Aus diesen Forderungen ergibt sich, daß die Kost im ganzen, neben wenig Fleisch, reichlich aus Gemüsen und Salaten und Obstspeisen (Frischobst) besteht. Das beste und biologisch wertvollste Eiweiß ist in der Milch vorhanden, so daß auch Milch und Milchgerichte in den Vordergrund zu stellen sind. Feinmehl-

speisen sind eher schädlich als nützlich. Schrotmehlspeisen sind zu bevorzugen. Von den Brotarten verdienen Vollkornbrot, Kleienbrot, Kneippbrot den Vorzug.
Eine solche Kost braucht nun nicht nach fanatisierten Gesichtspunkten zusammengestellt zu werden, sondern wenn die Grundrichtung einer solchen Kost beachtet wird, dann vermag es der Organismus leichter auch einmal Fehlerhaftes zu überwinden und unwirksam zu machen, so daß also nicht schier alles »Genußhafte« abgewiesen zu sein braucht.
Wir wollen nun hier die Grundrichtung einer reformierten Normalkost kennzeichnen:
Frühstück: Milch, Vollkornbrot in der Hauptsache, höchstens als Zugabe ein Brötchen, Butter, Gelee, oder Honig. – Oder Bircher Müsli, Vollkornbrot oder Kneippbrot, Butter, Apfelschalentee oder ein anderer Frühstückstee. – Auch je nach Verträglichkeit, mit Maß genossen: Malz-, koffeinfreier oder von bestimmten Röstprodukten gereinigter Bohnenkaffee am besten mit reichlich Milch. Vollkornbrot, Kneippbrot, Knäckebrot, Butter und Honig. – Oder nur Obst und Brot. – Oder nur ein größeres Bircher Mus und Vollkornbrot. – Oder Vollkorn-Frischbrei.
Im Laufe des Vormittags evtl. Obst frisch, wenn dafür Appetit besteht.
Mittagessen: Frisches Obst als Vorspeise oder Rohkost als Vorspeise, Suppe selten. Warmkostgang. Dabei pro Woche nur etwa 3mal Fleisch, sonst vegetarisch. Reichlich Gemüse, sehr reichlich Salate. Auf Nachtisch verzichtet man am besten, und wenn dafür Obst geboten wird, dann esse man es vor allem anderen als Vorspeise.
Kreislaufbelastete und Fettsüchtige sollen keine Suppe nehmen!
Nachmittags: Obst oder Obstsaft oder Milch oder Joghurt oder Dickmilch. (Manche Kurgäste begnügen sich mit einer einzigen Obst-Milchmahlzeit für Nachmittag und Abend.)
Abendessen: Obstvorspeise, Brot und Getränke wie beim Frühstück; oder Salate und Kochkost, evtl. auch Eierspeisen oder Sauermilch und Brot. Im allgemeinen wählt man zur Abendmahlzeit leicht verdauliche, nicht beschwerende Speisen; einer geschickten Küche bieten sich reichlich Möglichkeiten zur Abwechslung. Obstkaltschalen im Sommer sind immer sehr beliebt.
Vor allem ist das Prinzip der »Vollkost« zu beachten.
Rohkost muß immer in einer ansprechenden Form bereitet werden. Bereitet man die Speisen salzarm oder gar salzlos und verwendet gute einheimische Würzkräuter, so sind die Bedingungen der salzarmen und salzlosen Küche erfüllt, läßt man aus der Kost das Fleisch weg, so hat man eine vegetarische oder lactovegetabile Kost.
Von seiten der Kurhausküchen, Gasthausküchen im Kurort ist zu verlangen, daß sich ihr auf das Kurzuträgliche gerichteter Idealismus, der immer wieder zu verlebendigen ist, darin bewährt, daß sie ihr Personal, soweit das bei der heutigen Personalnot überhaupt durchführbar ist, danach auswählen und entsprechend schulen und beaufsichtigen, daß der Kurzweck unterstützt wird, nicht nur im Hinblick auf bestimmte Diäten, z. B. bei Zuckerkrankheit, Magen- und

Darmkrankheit, Leberkrankheiten, Gallenkrankheiten, Nierenkrankheiten usw., sondern auch im Gang des Küchenbetriebes. Das setzt voraus, daß die Köche eine besondere Schulung in der kurgemäßen Kost und der nach neuen Erkenntnissen des Ernährungssolls gerichteten Normalkost nachweisen und sich weiter ständig auf dem laufenden halten.

Auch das Saalpersonal (Bedienung) muß ein eigenes Verständnis für die in Kneippkurorten notwendige Kost besitzen, und es dürfte beispielsweise nie vorkommen, daß solches Personal sozusagen mitleidig lächelnd einem Gast eine vegetarische Kost, Diät oder sonstwie reformierte Kost vorsetzt. Der Kurgast, der eines gewissen milden Zwanges zur Durchführung seiner Diäten bedarf, ist dadurch wenig zu ermuntern, wenn das Bedienungspersonal hinter seiner mitleidigen Miene eine dem Kurziel gegenteilige Ermunterung verbirgt. So sollte also auch das Bedienungspersonal seine entsprechende Schulung erhalten, wie überhaupt in Kneippkurorten von der Küche bis zum Tisch eine werbende, durch eigene Erfahrung und eigene Lebensweise geformte Verhaltensweise aller an der Beköstigung beteiligten Hilfskräfte zu fordern ist. Jeder in einem Kneippkurort Beschäftigte, ob Küchenjunge, Küchenchef, Bedienungsfräulein, Kellner oder Empfangschef, Besitzer des Hauses, ob Bademeister, Schwester oder Zimmerfräulein kann immer nur das von sich geben, wonach er selbst in praktischer Verfolgung der Ziele der Kur und des Kurhauses geformt ist. Hier ist auf Tradition hinzuarbeiten, die sich eigenartig gibt und so ihre Existenzberechtigung beweist.

Erziehung in solchem Sinne ist der wahre Beruf auf der Unternehmerseite in den Kneippkurorten. Er läßt sichtbar werden, wie neben der Beachtung der wirtschaftlichen und geldlichen Notwendigkeiten noch ein Berufsidealismus tätig ist und den Kern der inneren Werbung im Kneippkurort darstellt.

Wir sprachen oben von einem »gewissen milden Zwange«, dessen ein Kurgast zur Einhaltung seiner verordneten Diät bedürfe. Oft genug ist uns Ärzten von Hotel- und Gasthausunternehmern vorgehalten worden, daß viele Kurgäste, namentlich solche, die nicht in zur Einhaltung der Diätvorschriften zwingenden Sanatorien untergebracht sind, aus der Diätverordnung gerne ausbrechen und daß es deshalb wenig Zweck habe, auf die Einhaltung der Diäten Wert zu legen. Der Vorwurf ist auch gleich da, daß die Herstellung von Diätkost viel Arbeit mache usw. Aber alle diese Beispiele besagen nichts weiter, als daß es an der verständigen Belehrung in jenen Häusern fehlt, eben an dem genannten milden Zwange und der steten Ermunterung. Auf der andern Seite aber beklagen sich auch viele Kurgäste, daß sie keine Gelegenheit hätten, die vom Arzt verordnete Kost richtig zu bekommen!

Zur Beantwortung all dieser Fragen kann nur darauf hingewiesen werden, was Kneipp selbst gefordert hat. In einem Kneippkurort haben sich die Fragen, die mit der Verpflegung der Kranken und aller Kurgäste zusammenhängen, den Erfordernissen der Kur unterzuordnen: Dienst am Kranken und am Kurgast ist Hauptgebot! Kurhausküche, Kurhotelküche, Pensionsküche, Gasthausküche sind ausführendes Organ in der ärztlichen Aufgabenstellung. Sie haben diese Aufgabe richtig erfaßt, wenn sie sich als »Speiseapotheke« betrachten.

Kommt ein Kurgast in einem Hause nicht zurecht, so kann er sich ein anderes suchen. Manchmal läßt sich mit einigem Geschick auch aus den verschiedenen Speisefolgen selbst von gewöhnlichen Gasthäusern etwas für den eigenen Magen Passendes zusammenstellen, beispielsweise man bestellt sich Obst oder Salat voraus, verzichtet auf Suppe, und wählt die Warmkost ungefähr nach der ärztlichen Verordnung aus.

Kluge Kurgäste, die mit Hotelkost schlechte Erfahrungen gemacht haben, gehen vielfach bei Kuren in kleinere Häuser, die nur das Morgenfrühstück abgeben. Die übrige Tageskost stellen sie sich dann nach einfachsten Prinzipien selbst zusammen, erst recht läßt sich dies durchführen, wenn Diätsondertage, wie Obst- oder Obstsafttage oder Milchtage verordnet sind. Die Abendkost läßt sich am leichtesten selbst zusammenstellen. Der nicht verwöhnte Gast begnügt sich mit Sauermilch und Brot oder nur mit Obst und Brot.

Im übrigen legt man am besten Wert darauf, möglichst viel in freier Natur zu sein, auf Spaziergängen in den Wäldern der Umgebung und nicht im Massengewimmel der Kurpromenaden.

Zur Kurlebensweise gehört auch die Einschränkung oder Enthaltsamkeit gegenüber Nikotin, Kaffee, Alkohol. Bei vielen Kranken muß hier ein Verbot ausgesprochen werden, wenn sie gesund werden wollen. Man betrüge sich selbst und andere nicht, wenn man die reinen Genußgifte als unschädlich betrachten will. Die Kurzeit muß der Gesundheit gewidmet werden!

Wie kleidet sich der Kurgast?

Im allgemeinen bildet das naturnähere Leben und die Begegnung mit den Naturreizen, die in der Kur zur Anwendung kommen, den Anziehungspunkt für das Kneippkurwesen. Dazu treibt es in steigendem Maße die Menschen aus den Städten, aus einem Dasein gesteigerter Hetze und Aufregung mit allen ihren gesundheitsschädlichen Folgen. Damit ist das innere Motiv für Lebens- und Kurweise im Kneippkurort gegeben und beansprucht Erfüllung, zu deren Ermöglichung der Kurgast selbst auch vieles beitragen kann dadurch, daß er seine Lebensweise im Kurort ganz auf den Sinn der Kur einstellt. Gewisse scheinbare Äußerlichkeiten des Kurlebens bekommen so ihre Bedeutung, z. B. daß man den Körper etwas mehr als im Zwange des früheren Alltags möglich war mit den naturgemäßen Reizen der Luft, des Lichtes in Verbindung bringt, also daß man eine zweckmäßige Kurkleidung wählt. *Sandalengang, kniefreie Kleidertracht, halsfreies Hemd* haben so ihre Bedeutung bei Männern erlangt. Im übrigen vermitteln sie den Eindruck einer zwangloseren, etikettelosen Bekleidungsweise.

Im allgemeinen hat die heutige Frauenmode mehr als die Mode der Männerbekleidung eine Formung erhalten, die naturgemäßen Regeln entspricht, wenn sich auch in Einzelheiten Übertreibungen ergeben. Strandkleidung kennzeichnet sich durch den Ort, für den sie geschaffen ist. Sie mitten im Kurort zu tragen, verrät mangelnden Instinkt für Anstand und Würde der Frau. Es genügt hier

der Hinweis, daß die gängige Kleidermode für Frauen und Mädchen schon durch ihre Leichtigkeit und Lockerheit gesundheitsgemäßen Regeln entspricht. Wird hierzu noch Sandale oder Sandalette getragen, so genügt das vollkommen.
In den Übergangsjahreszeiten und im Winter muß die Bekleidung Klima und Wetter angepaßt werden. Vor allem ist festes Schuhwerk vorzusehen (Wanderungen, Spaziergänge im Schnee!). Im subalpinen Gebiet, wozu auch Bad Wörishofen gehört, hat man mit einem Reizklima zu rechnen. Die Nächte kühlen sich schneller ab als in den maritimen Lagen, auch im Sommer. Man bringe also auch im Sommer einen festeren Mantel mit, der es gestattet, die wundervolle Abendluft der voralpinen Gegend ohne Gefahr von Verkühlungen zu genießen.

Andere wichtige Kneippkurbestandteile

Das Luftbad

Das Luftbad ist durchführbar als *Zimmerluftbad*, zuerst bei geschlossenem Fenster an kühlen, regnerischen Tagen, dann bei geöffnetem Fenster und als *Freiluftbad.*
Unter den Lebensreizen darf dem Luftbad zu vorbeugenden und auch Behandlungszwecken ein guter Platz eingeräumt werden. Jeder Mensch kennt die guten Wirkungen einer »kräftigenden« Luft. Um diese Wirkung zu erklären, hat man auf luftelektrische Vorgänge hingewiesen, auf die radioaktiven Strahlungen der Erde und der Luft, ferner auf die Höhenstrahlung, wodurch elektrisch positiv und negativ geladene Teilchen entstehen. Indem in der Luft kleine und große Ionen mit verschiedener Beweglichkeit gebildet werden, entsteht eine Wirkung auf die Haut und auf die Lunge des Menschen. Es entsteht ein Spannungsgefälle zwischen meist positiv geladener Luft und der negativen Ladung der Erde. Für Gesundheit und Wohlbefinden ist ein gewisses Maß dieses Spannungsgefälles von Bedeutung. Nur gute, frische, bewegte und bestrahlte Luft entwickelt das notwendige Spannungsgefälle. Dabei ist das Sonnenlicht noch mit beteiligt. Ruhende Zimmerluft ist aber wenig aktiv elektrisch geladen. In einem Körper, der sich dauernd in Zimmerluft aufhält, entsteht wenig Spannungsgefälle. Frische Luft dagegen lädt den Körper mit Luftelektrizität auf. Staubreiche Luft (Ruß, Rauch usw.) ist für Luftbäder wenig geeignet, Landluft mehr als die Luft der Industriegegenden. Eine gute Luft wirkt auch auf die seelische Stimmungslage. An der sogenannten Würzigkeit der Luft in Gebirgsgegenden, in Wäldern sind auch die pflanzlichen Duftstoffe beteiligt (Terpene, ätherische Öle). Temperatur, Windstärke, Feuchtigkeitsgehalt, Strahlungsverhältnisse, Schneewirkungen, Jodgehalt beeinflussen sicher den Organismus und erklären manche auffällige Wirkungen von Luftveränderungen. Ebenso der Ozongehalt erdnaher Schichten.
Neben spezieller Behandlung unter Verwendung von Freiluft bei bestimmten Krankheiten (Knochentuberkulose, Lungenentzündung), wobei die Kranken im

Freien gut eingepackt werden, ist das Luftnacktbad im Zimmer bei offenem Fenster oder im Freien eine Maßnahme im Rahmen von Abhärtungskuren und gegen nervöse Störungen. Auch als Vorbereitung von Sonnenbädern sind Luftbäder zweckmäßig.

Durchführung: Zur allmählichen Gewöhnung benutzt man zuerst das Zimmerluftbad. Nachdem vorher das Zimmer gut gelüftet worden ist, kann man das Luftbad bei geschlossenem Fenster nehmen. Dann geht man zum Zimmerluftbad bei geöffnetem Fenster über. Man geht dabei nackt im Zimmer auf und ab, reibt ab und zu die Haut kräftig mit flachen Händen, bis man sich wohlig erwärmt fühlt. Anfangs nimmt man nur 5–10 Minuten und steigert dann langsam. Nach Vorübung mit Zimmerluftbädern kommt das Freiluftbad in umhegten Gärten an die Reihe. Luftbad-Gewöhnte können schließlich ziemlich lange im Freien sein, namentlich wenn Gymnastik, Spiel, Sport oder auch Arbeit mit dem Luftbad kombiniert werden.

Die Verbindung von Luftbad und *Hauttrockenbürsten* verstärkt die Durchblutung der Haut. Man gebraucht dazu eine nicht zu harte aber auch nicht zu weiche Bürste. Zuerst bürstet man die Glieder rumpfwärts, dann den Rumpf selbst. Eine rasche Abwaschung am Schluß ist zweckmäßig. Darnach sofortiges Ankleiden. Das Trockenbürsten stellt eine besondere Form der Streichmassage dar, die auch in der Behandlung Erkrankter und Genesender von Vorteil ist.

Ein Wechsel zwischen Luft- und Sonnenbad vermeidet allzu schroffe Wirkungen des Sonnenbades. Übertreibungen bei Luftbadkuren sind zu vermeiden. Mit der Zeit tritt eine Abstumpfung gegen den Reiz ein. Durch Wechsel mit anderen Anwendungen, z. B. heute Luftbad mit Trockenbürsten, morgen eine Kneippsche Waschung in der Frühe usw. kann man die tägliche Gesundheitsübung sehr zweckmäßig gestalten.

Luftgebadete Haut und solche, die mit Trockenreiben behandelt worden ist, fühlt sich rein äußerlich schon samtig und belebter an als eine schlaffe Haut.

Das Sonnenbad

Mit dem Wiederaufleben der Volksbadekultur kam das Sonnenlicht als Gesundungs- und Heilmittel zu Ehren. Von wissenschaftlicher Seite wurden schließlich die Grundlagen für eine rationelle Lichtbehandlung geschaffen.

Am besten geeignet zu Sonnenbädern sind die Hangseiten an Waldrändern, offen nach S und SO. Überhitzung und Wärmestauung sind bei jedem Sonnenbad zu meiden. Im Winter und Frühjahr besteht eine stärkere Empfindlichkeit der Haut für Sonnenstrahlen als im Sommer.

Die Wirkungen sind direkte (auf Haut und Hautorgane) und indirekte (Stoffwechsel und Blutbild). Man unterscheidet weiter lokale und allgemeine Wirkungen. Im einzelnen können wir nicht auf sie eingehen, da dies zu weit führen würde.

Heilanzeigen der Sonnenlichtbehandlung:

Allgemeinbehandlung bei fast allen Erkrankungen, allgemeine Schwächezustände, verschleppte Katarrhe, Bronchialkatarrh, chronische Katarrhe der Unterleibsorgane, Rheumatismus der Muskeln und Gelenke, Skrofulose, Knochen-Tuberkulosen, Neuralgien, Ischias, schlecht heilende Wunden, Fettsucht, Magerkeit.

Das Sonnenbad ist nicht geeignet bei:

Lichterkrankungen der Haut, Lungentuberkulose, Bronchitis und Lungenblähsucht, perniciöser Blutarmut, Leukämien, nervöser Übererregbarkeit und Schlaflosigkeit.

Durchführung

Sonnenbäder sind schon im Zimmer bei geöffnetem Fenster durchführbar. Sonst vermeidet man aber besser Orte mit geringer Luftbewegung und Tage mit hohen Lufttemperaturen und großem Luftfeuchtigkeitsgehalt. Vorteile bieten Hochgebirge und Küste (Reflektierung der Ultraviolettstrahlen, Luftbewegung). Im Hochsommer nimmt man Sonnenbäder am besten morgens. Der Kopf soll geschützt werden (weißes Tuch!). Nach Vorbereitung der Haut durch Einölen oder -fetten ist ganz individuell vorzugehen. Die Bestrahlungsdauer richtet man weitgehend nach den örtlichen Verhältnissen. Je langsamer man vorgeht, um so besser, besonders bei starker Sonnenwirkung. Sonnenbrand soll nicht entstehen. Man beginnt mit Teilbestrahlungen, abwechselnd: Brust, Rücken, Beine, zunächst je nur etwa 10 Minuten, dann steigend bis 30 Minuten. Schließlich etwa nach 2 Wochen, nimmt man Ganzbestrahlungen, die gegen Ende einer Kur bei guter Verträglichkeit auf mehrere Stunden, verteilt über den ganzen Tag, ausgedehnt werden können. Bei Kuren im Frühsommer und Herbst kann man im allgemeinen längere Zeiten zu den wechselnden Teil- und Ganzbestrahlungen nehmen als im Hochsommer. Bei örtlichen Bestrahlungen wird nur die zu behandelnde Stelle bestrahlt. Auch hierbei geht man allmählich steigernd vor, 10–15–20–30–60 Minuten.

Zweckmäßig ist es, zwischendurch Bewegungsübungen zu machen. Gymnastik, Bewegungsspiele wechselnd im Schatten und in der Sonne. Gegen aufkommende Wärmestauung kann man ab und zu kühle Abfrischung mittels Abgießung oder einfachem Abwaschen oder Schwimmen vornehmen.

Gymnastik und Atemgymnastik

Viele Kurgäste nehmen in der Morgenfrühe an der Gymnastik mit großem Nutzen teil. Hierbei ist genauso wie bei allen anderen Kurfaktoren auf die allmähliche Eingewöhnung Wert zu legen. Die in den meisten Kneippbädern eingerichteten Gymnastikkurse müssen hierauf Bedacht nehmen. Auf Einzelheiten kann hier nicht eingegangen werden. Man lege sich eines der auf dem Büchermarkte erschienenen Gymnastikbüchlein zu. Die größeren Werke der Kneippliteratur enthalten ebenfalls eine Reihe von Übungsanweisungen.

Auch die Atemgymnastik ist durchaus zu empfehlen, wenn man von den Übertreibungen ihrer Möglichkeiten absieht und im Auge behält, daß Krankheitszustände nur in beschränktem Maße durch die Übung einer einzelnen Körperfunktion günstig zu beeinflussen sind. In allen Zweifelsfällen frage man den Arzt nach der Zweckmäßigkeit dieser Nebenbestandteile einer Kneippkur.

Ruhe- und Entspannungsübungen

Im allgemeinen werden den Kurgästen genaue Liegezeiten von ihren Ärzten vorgeschrieben.
Rhythmischer Wechsel zwischen Ruhe und Bewegung bedingt nach Naturgesetzen die Gesundheit. Wie auf der einen Seite manchen Kurgästen, die zu Hause wenig Bewegung hatten, Bewegungsübungen zu empfehlen sind, so erheischt auf der anderen Seite die Ruhelosigkeit vieler eine spezielle Übung der Ruhe als Vorbeugungs- und Heilmaßnahme. Im Rahmen der seelenkundlichen Behandlung kann das sogenannte autogene Training von großem Wert sein. Seine Durchführung erfährt man vom Arzt.

Das Verhältnis des Kurgastes zum Arzt

Die Unterstellung der Patienten und aller Kurgäste unter die Führung des Arztes zur Verordnung und Durchführung einer Kur ist notwendig, da die Kneippschen Mittel eine sehr differenzierte Wirkung haben. Bei unvernünftigem Gebrauch dieser Mittel kann ebenso wie bei unvernünftigem Medikamentengebrauch nichts Gutes herauskommen. Diese Unterstellung ist schon eine Heilmaßnahme für sich. Bekannt ist, daß Ärzte sich selbst nicht behandeln und ihre eigenen Angehörigen immer zu Kollegen in die Behandlung schicken. Die Objektivität der Beobachtung kann nur so gewahrt werden.
Der Kurgast, der eine Kneippkur machen will, begibt sich selbstverständlich zu einem Kurarzt, der die Kneippsche Therapie beherrscht. Alsdann ist ihm anzuraten, die Kur auch wirklich durchzuhalten. Das Vertrauensverhältnis zwischen Arzt und Patient erfordert es, daß der Patient mit absoluter Ehrlichkeit vor seinen Arzt tritt und den Arzt als denjenigen ansieht, der über alle Dinge der Kur Auskunft geben kann. Natürlich spielen zwischen Menschen die Gefühlsmomente Sympathie, Antipathie eine Rolle, so auch im Arzt-Patientenverhältnis. Es kann einer bester Arzt sein und doch nicht den richtigen Ton in der Sprechstunde finden. Umgekehrt gilt das gleiche für die Patienten. Über die Tüchtigkeit eines Arztes ist damit noch nichts ausgesagt.
Im allgemeinen sollen aber die Gefühlsmomente in der Sprechstunde zurücktreten, alles soll mehr unter objektiven Gesichtspunkten besprochen werden.
Hat man seinen Arzt gefunden, so bleibe man bei ihm und mache es nicht so wie absolut unvernünftige Kurgäste, die von einem Arzt zum andern laufen oder vom Arzt zum Heilpraktiker oder irgendeinem Kurpfuscher und zuletzt wieder beim Arzt erscheinen. In Naturheilkurorten hat sich lange Zeit ein mehr nervös-

neurotisches Publikum aufgehalten, das an sich schwer zu behandeln ist und gerne auf neuangepriesene Mittel und Heilwege erpicht ist. Die moderne Seelenheilkunde hat uns gelehrt, daß dieses Hin- und Hersuchen schon an sich krankhaft ist. Manchen gefällt es, sich innerhalb einer Kur immer wieder von einer neuen Seite betrachten und beurteilen zu lassen. Im Kern aller dieser Erscheinungen sitzt meistens das berühmte »Ich«, das sich nicht demaskieren will. So kommt es vielfach, daß die Neurotiker unter den Patienten auch die Neurotiker unter den Behandelnden anziehen und umgekehrt.

Naturheilkurorte werden so zum willkommenen »Grasgebiet« für alle möglichen Fanatiker und »Psychologen«, die von einem Teilstückchen der Medizin aus vorgeben, das Ganze »sachgemäß und kundig« überschauen und beurteilen zu können.

Unfug treiben alle die, welche von ihrem Arzt in die Kur eingewiesen sind, dann aber auf das Geschwätz anderer hören, sich nach dieser oder jener diagnostischen Methode nochmals beurteilen lassen und so sich selbst nur verwirrt machen, einer Selbsttäuschung zum Opfer fallen und schließlich mit einer Unmenge von »Medikamenten« nicht ein noch aus wissen.

Selbst dann, wenn manche einzelne Kuranwendung nach der Empfindung des Patienten unpassend erscheint, ist es doch besser, die Kur beim gleichen Arzt durchzuhalten, ihn auf alle inzwischen aufgetauchten Fragen aufmerksam zu machen und so das »Kurgemeinschaftswerk« zu Ende zu führen. Will man unbedingt den Arzt wechseln, so ist es besser, dies bei einer nächsten Kur zu tun. Denn im Grunde tragen alle Kneippkuren gemeinsame Grundzüge, und schließlich kommt das Ganze einer Kur nach mehrwöchigem Vollzug dieser zur Geltung.

Inzwischen hat sich in den Naturheilkurorten, insbesondere aber in den Kneippkurorten, der Durchschnitt der Patienten geändert. Unter den Krankheitsbildern stehen Herz- und Kreislaufstörungen an der Spitze, und hierbei ist genaueste ärztlich-wissenschaftliche Diagnostik erforderlich, ebenso aber auch die entsprechende ärztliche Betreuung des Kurgastes. Neben der Behandlung nach diesen Grundsätzen ist es das Wichtigste, die Kurzeit zu einer Änderungsgelegenheit für Untugenden der Lebensweise zu machen.

Man soll ein neuer Mensch werden an Leib und Seele, ganz im Sinne Kneipps.

Meide also die Begegnung mit den Allzuvielen und den Geschwätzigen, die dir in einer Viertelstunde ihr ganzes Leben und ihr Leiden darstellen. Suche dir aber solche Kurgenossen und -genossinnen, mit denen du dich für die gute Sache Kneipps begeistern kannst! Wenn es dich treibt, allein zu sein, so ist auch das gut und schön, es dient nur der Besinnung und Erholung!

Wald und Feld, Gräser und die besonders im Sommer unendliche Vielfalt der Blumen des Feldes sollen deine Freunde werden. Übergangszeiten und Winter sind aber auch nicht schlecht für eine Kur. Schon der geringere Andrang von Kurgästen schafft größere Ruhe im Kurleben.

Der Kneipp-Bademeister

Mit Bademeister und Bademeisterin hat es der Kurgast fast dauernd zu tun. Sie sind die Ausführenden der ärztlichen Verordnungen, und ihnen obliegt deshalb viel Verantwortung, um alles richtig und sachgemäß zu machen.

Merke: Nur der Bademeister ist ein guter, der sich genauestens an die ärztlichen Anordnungen hält oder sofort von sich aus den Arzt verständigt, wenn etwas unklar ist!

Jener Bademeister aber taugt nichts, der sich auf Verhandlungen mit Kurgästen einläßt, Anwendungen außerhalb einer ärztlichen Verordnung abgibt oder Anwendungen willkürlich ändert.

Den guten Bademeister kann man bald daran erkennen, wie er mit dem ärztlichen Verordnungsbuch umgeht und wie er die einzelnen Anwendungen in den angegebenen Gradzahlen, beispielsweise von Bädern, beachtet, wie er sorgfältig gießt und die Reaktion beobachtet, immer den Patienten im Auge behält und ihn im Bade sich nicht selbst überläßt!

Versuche auch niemals mit einer früheren Verordnung, z. B. der Vorjahre, eine neue Kur durchzuführen! Der Mensch ändert sich von Jahr zu Jahr, also hole dir immer eine neue Verordnung!

Wir haben schon betont: Kneippkuranwendungen sind absolut differente Mittel. Ein Beispiel möge dir klarmachen, wieviel von einem guten Bademeister(in) abhängt. Zu uns kam einmal ein Patient im Alter von 72 Jahren, Gastwirt, aber noch relativ rüstig. Die ärztliche Diagnose stellte eine vorgeschrittene Arteriosklerose mit entsprechenden Symptomen fest, u. a. war sein Blutdruck erhöht. Die ärztliche Verordnung schrieb kleinste Anwendungen vor, z. B. einfache Wechselfußbäder, das warme Heublumenfußbad mit Knieguß, das Armbad, den Knieguß usw. Unglücklicherweise geriet dieser Patient in die Hand eines sehr schlechten Bademeisters, der ihm, statt der ärztlichen Vorschrift zu folgen, sofort ein heißes Heublumenvollbad gab und den Patienten außerdem noch über 1 Stunde darin sitzen ließ, weil der Bademeister inzwischen noch andere Gäste versorgte. Der Patient war absoluter Neuling in der Kur, hatte auch die in den Kurverordnungen üblichen Vorbemerkungen und Verhaltungsmaßregeln nicht durchstudiert. Sonst wäre er schon entsprechend seinen im Bade auftretenden unangenehmen Erscheinungen aus der Wanne gestiegen. Das Bad wurde zum Beginn einer erheblichen Herz- und Kreislaufschädigung, in deren Folge der Patient 3 Tage später nach dem Wechsel des Kurheims im Garten eines anderen Kurheims so schnell verstarb, daß nicht einmal der Arzt helfend eingreifen konnte. In der Tat ist nichts leichter, als in solchen Bädern von hoher Temperatur, einen Menschen mit geschwächten Herz- und Kreislaufkräften gewissermaßen »zu Tode zu baden«. In der Badekur gilt nicht, wie viele meinen, daß ein vieles an Anwendungen auch viel hilft, sondern das Umgekehrte ist der Fall!

Auch rein verdienerische Momente dürfen bei der Badekur keine Rolle spielen. »Nil nocere«, d. h. vor allem nicht schaden, ist Grundsatz jeglicher Heilbehandlung.

Suche auch nie einen Bademeister umzustimmen, um nach freier Wahl stärkere

Anwendungen, die andere Kurgäste bekommen, z. B. Blitzgüsse, zu erhalten, wenn dir diese nicht vorgeschrieben sind.
Bei sogenannten Kurkrisen gehe man zum Arzt. Sie sind indessen nicht unbedingt notwendig zum Kurerfolg. Die meisten Erfolge zeigen sich erst nach der Kur, oft Monate später.
Für den guten Bademeister(in) sind die vorstehenden Mahnungen eine Selbstverständlichkeit und ein Selbstgebot im Sinne seines Berufsideals.

Allgemeine Verhaltensmaßregeln

Für alle kalten Anwendungen gilt, daß der Körper sich im Zustande einer guten Reaktionsbereitschaft und bei gutem Wärmegefühl befindet. Deshalb erfolgen viele kalte Anwendungen vom Bett aus, oder in jedem Falle sonst nach bestimmter Vorerwärmung, entweder durch Bewegung oder durch ein vorerwärmendes Teilbad, wenn nicht von vornherein eine wechselwarme Anwendung vorgeschrieben ist. Nach kalten Anwendungen verschaffe man sich eine gute Nacherwärmung durch Bewegung. Nach größeren, warmen Anwendungen lege man sich am besten zu Bett.
Man beachte, daß kalte Anwendungen, wie z. B. Güsse und Bäder nur als kurzer Reiz einwirken sollen, auf den der Körper mit einer Reaktion antwortet. In der Hervorrufung einer Reaktion (Blutbewegung in die Haut, erkenntlich an der hellen Rötung und dem Gefühl der Wiedererwärmung) zeigt sich, daß kalte Anwendungen im Sinne Kneipps nur der verbesserten Wärmebildung, verbesserten Blutverteilung und damit der Kreislaufanregung und schließlich Abhärtung dienen sollen. Auch das Wassertreten muß im Kurort mit Maß gehandhabt werden und soll nicht unmittelbar mit dem an den Wassertretstellen vorhandenen Armbad kombiniert werden, sondern jeder Einzelreiz braucht seine Zeit zum Abklingen. An kühlen Tagen soll man die Wiedererwärmung durch entsprechende Bekleidung fördern und soll vor allem bei windigem Wetter nicht mit nackten Füßen herumlaufen, also dann sind Strümpfe anzuziehen. Bei richtigem Verhalten kann man sich bei einer Kneippkur nie erkälten, sondern man härtet sich gut ab.
Im Winter und bei kaltfeuchten Wetterlagen bevorzugt man das Wassertretbad in gedeckter Halle oder in kleinen Kurheimen einfach in der Wanne. (Tageszeit gewöhnlich gegen 18 Uhr.) Man beachte, daß nicht allen Patienten das Wassergehen nützlich ist, z. B. bei Krankheiten des Unterleibes und evtl. bei Schlaflosigkeit. Bei letzterer reagieren die Patienten sehr verschieden. Nach Wassertreten unmittelbar vor dem Schlafengehen schlafen manche sehr gut, andere wiederum sehr schlecht. Hier muß man testend vorgehen.
Wickel sind nur im warmen Zimmer und im bereits erwärmten Bett anzulegen. Heiße Wickel und Auflagen werden so heiß wie möglich angelegt, jedoch so, daß keine Hautschädigungen eintreten. Man muß aber stets den Abkühlungsfaktor beachten, d. h. daß ein heiß angelegter Wickel, je größer, um so schneller abkühlt und nur als warmer Wickel wirkt. Soll ein kalter Wickel zur Ableitung dienen,

d. h. zum Wärmeentzug bei überschüssiger Körpertemperatur (Fieber) oder bei lokaler sehr heftiger Entzündung, dann wird er weniger stark ausgewrungen und bei Warmwerden erneuert. Dient ein kalter oder heißer Wickel zur besseren Durchblutung, dann wird er gut ausgewrungen und nach Eintritt der Wirkung (d. i. in der Regel nach 3/4 bis 1 1/4 Stunde) abgenommen und nicht erneuert.
Will man aber zur Anregung des Stoffwechsels oder zum Wärmeentzug bei Fieber schwitzen lassen, dann muß der Wickel ebenfalls gut ausgewrungen werden. Er bleibt bis 1/2 Stunde nach Eintritt des Schweißausbruches liegen. Bei Friergefühlen oder gar Schüttelfrost sind grundsätzlich warme Anwendungen zuerst am Platz. Im Wickel ruhig liegen!
Die erste Kurwoche ist eine Art Probewoche, in der der Patient auch selbst mit auf die Wirkung der Anwendungen achten muß, um diese Beobachtungen dem Arzt mitteilen zu können. Insofern entsprechen die Anwendungen der ersten Woche einer Austestung der Verträglichkeitslage für Anwendungen.
Die Beachtung möglicher »Herdinfekte«, z. B. an Mandeln und Zähnen (tote Zähne, Entzündungen an den Zahnwurzeln und in den Kieferknochen, Granulome) und in anderen Körperteilen ist eine wichtige Voraussetzung für einen guten Kurerfolg! Bei Erwachsenen stehen die Zahnherde im Vordergrund. Am besten ist Sanierung vor der Kur! Die Möglichkeit einer Herdbeseitigung während der Kur muß im Benehmen mit dem Arzt erwogen werden.
Man beachte, daß »Abhärtung« nicht lediglich Anwendung von kaltem Wasser bedeutet, sondern daß zeitweilige Wärme- und Schwitzanwendungen zur Bereinigung des Stoffwechsels, z. B. Badschwitzen mit Trockenpackungen nach Bädern, wie die Enthaltsamkeit von Reizgiften (Nikotin, Alkohol usw.) die Einhaltung der verordneten Diät und im ganzen die Umstellung der Lebensweise auf das Naturzuträgliche genauso wichtig sind.
Frauen sollen in den Tagen der Regel mit kalten und großen warmen Anwendungen aussetzen oder nur kleine Anwendungen am Oberkörper (Oberkörperwaschung, Wechselarmguß, Armbad) nehmen.
Wichtig ist frühzeitiges Zubettgehen und Erziehung zum Schlaf vor Mitternacht.

Beispiel einer Tageseinteilung in der Kur

Die folgende Einteilung stellt ein Schema dar, soll also nur einen Anhalt bieten, wie man einen Kurtag zweckmäßig einteilt.

1. Frühmorgens 6–8 Uhr Waschung vom Bett aus und wieder zum Nachdünsten unabgetrocknet ins warme Bett zurück bei guter Eindeckung, besonders bei schlechtem Wetter. Sonst auch Graslaufen (Taulaufen).
   Manche erhalten auch in der Frühe schon Wickel. Nach den Wickeln wäscht oder reibt man sich ab. Nervöse Menschen, die ausgangs der Nacht sozusagen ängstlich auf den Bademeister warten und dadurch im Schlaf behindert sind, sprechen am besten mit dem Arzt. In solchen Fällen ist es zweckmäßig, die Frühanwendung wegfallen zu lassen, oder der Patient soll sie nach Einübung selbst durchführen, wenn er aufwacht.

2. Später Luftbad mit Hautreiben (Zimmer) oder Trockenbürsten mit Hautbürste, Selbstmassage, evtl. mit Hautöl. Auch im tageweisen Wechsel Waschung oder Luftbad. Das Luftbad verbindet man mit Atemübungen, Atemgymnastik, Gymnastik je nach ärztlicher Vorschrift.
3. Frühstück.
4. Zwischen 9–11 Uhr nimmt man die vorgeschriebene Hauptanwendung. (Ist ein Bad vorgesehen, so kann dies auch schon in der Frühe genommen werden, man begibt sich danach nochmals ins Bett.)
5. Kurzer Morgenspaziergang.
6. Vor dem Mittagessen je nach Vorschrift $1/2$–1 Stunde Liegekur.
7. Nach dem Mittagessen ebenfalls 1 Stunde Liegekur (und evtl. Entspannungsübung). Die Bettruhe zur Mittagszeit kann zu bestimmten Anwendungen auf den Leib benutzt werden.
8. Gegen 3 Uhr eventuell nochmals Luftbad. Ferner Armbad oder Armguß, je nach Verordnung.
9. Nachmittagsspaziergang oder Ruhe.
10. Zwischen 5–6 Uhr Wassergehen. (Für gute Wiedererwärmung sorgen!)
11. Abendessen möglichst frühzeitig und früh zu Bett. (Evtl. zweite Entspannungsübung.)

Alle weiteren Einzelheiten enthalten die vom Arzt verordneten Wochen-Kurpläne. Bettlägerige Kranke bekommen besondere Verordnungen in individueller Abstufung.

Die Kneippsche Wasserkur

Die Kneippschen Wasseranwendungen werden eingeteilt in:
1. Waschungen,
2. Wickelungen,
3. Güsse,
4. Bäder,
5. Zusammengesetzte Anwendungen aus Teilbädern und Güssen,
6. Dämpfe,
7. die Sauna in der Kneippkur,
8. die kleinen Abhärtungsübungen, wie Wassergehen, Taulaufen usw.,
9. das Schwimmen in der Kneippkur.

Insgesamt zählt man ungefähr 120 verschiedene Anwendungen. In Wirklichkeit sind es noch mehr. Denn in der folgenden Aufstellung können die im einzelnen noch möglichen Abstufungen, z. B. bzgl. der Temperatur einer Anwendung nicht berücksichtigt werden.

Aus Schulungsgründen ist ein gewisses Schema notwendig, in der Anwendung einer einzelnen Kurmaßnahme sind weitgehende Differenzierungen noch möglich.

Man kann beispielsweise eine Kneippkur mit den kleinsten Teilanwendungen beginnen lassen, wenn sich aber zeigt, daß die sonst gültige Regel Kneipps »Wenn kalt, dann kurz und möglichst kalt« noch nicht anwendbar ist – die Reaktionsfähigkeit ist schließlich immer maßgebend –, dann kann auch mit milderen Reizen gearbeitet werden, um die Reaktionsfähigkeit allmählich zu erzielen. So kommen warme Voranwendungen und temperierte Anwendungen zur Geltung.

1. Waschungen

Man unterscheidet Einzelwaschungen und Serienwaschungen, ferner je nach Ausdehnung auf den Körper: Teilwaschungen (Gliederwaschungen, Ober- und Unterkörperwaschungen) von Ganzwaschungen. Außerdem kann man Waschungen auch als Wechselwaschungen durchführen. In den meisten Fällen kommt die Kaltwaschung zur Anwendung. Bei kalten Waschungen ist vorheriges Warmfühlen Voraussetzung einer guten Wirkung. Deshalb nimmt man Waschungen meistens morgens vom warmen Bett aus vor und legt sich danach noch für 1/2–3/4 Stunde, ohne abzutrocknen, nach Hemdüberziehen ins warme Bett zurück.

Auf feste Eindeckung in die Bettdeckung ist zu achten. Eine Kneippsche Waschung unterscheidet sich demnach von der gewöhnlichen Reinigungswaschung vollkommen. Nichtabtrocknung und feste Eindeckung vermitteln die Wirkung eines Wickels, jedoch fällt hier jegliche mögliche Beengung, wie bei Wickeln weg. Deshalb sind Waschungen die allerleichtesten Anwendungen.

Die Waschung muß schnell geschehen. Bei Bettlägerigen wird jeder gewaschene Körperteil zugedeckt bis die Waschung ganz beendet ist, dann erfolgt die feste

Zupackung. Wird eine Waschung abends vollendet, so soll der Patient schon einige Zeit im Bett gelegen haben. Nach kurzer Zeit meldet sich bei normalen Reaktionsverhältnissen mit einem angenehmen Prickeln in der Haut die Wiedererwärmung an, bis der Körper ganz trocken ist.

Serienwaschungen werden alle 20–25 Minuten, im ganzen 4–6mal hintereinander wiederholt und sind ein Mittel zur Herabsetzung ungünstig hoher Fiebertemperaturen. Sie wirken ausleitend durch Haut-Blutfülle und schweißtreibend durch Verstärkung der Dunstwirkung und Wärmestauung. Bei Serienwaschungen kann ruhig auf den bereits schwitzenden Körper die nächste Waschung erfolgen. Im allgemeinen werden diese Waschungen kalt durchgeführt.

Auskühlungen und Erkältungen sind durch Kneippsche Heilwaschungen nicht zu befürchten. Bei Schüttelfrost jedoch sind grundsätzlich warme und heiße Anwendungen am Platze!

Niemals darf man mit einem feuchten Körper ins kalte Bett gehen. Auch ist die Durchführung bei Fröstelnden mit kalten Füßen und bei offenem Fenster zu widerraten.

Zusätze

Wein- oder Obstessig, ein Weinglas voll auf 1 Liter Wasser. Arnikaessenz, 1 Eßlöffel auf 1 Liter Wasser.

Zu den Waschungen benötigt man ein grobkörniges Handtuch, zusammengelegt, oder besser ein eigenes »Waschungstuch« 50 × 50 cm, ferner 1 Eimer mit der benötigten Tränkflüssigkeit.

Waschungen kann man auch ganz gut an sich selbst durchführen, wenn ein Helfer nicht zur Verfügung steht. Dabei wird zur Waschung des Rückens das Handtuch auseinandergenommen, an beiden Enden gefaßt und mit einigen queren Zügen über den Rücken hin- und hergeführt.

Die Oberkörperwaschung (Okw)

Dies ist die häufigste Waschung und dient vielfach zur Einleitung von Kneippkuren. Der gesamte Oberkörper wird gewaschen. Nach Entblößung des Oberkörpers Beginn am rechten Arm außen, über den Handrücken bis zur Schulter aufwärts, dann an der Innenseite des Armes zurück bis zur Hand. Waschung der Handinnenfläche und an der Innenseite des Armes wieder aufwärts zur

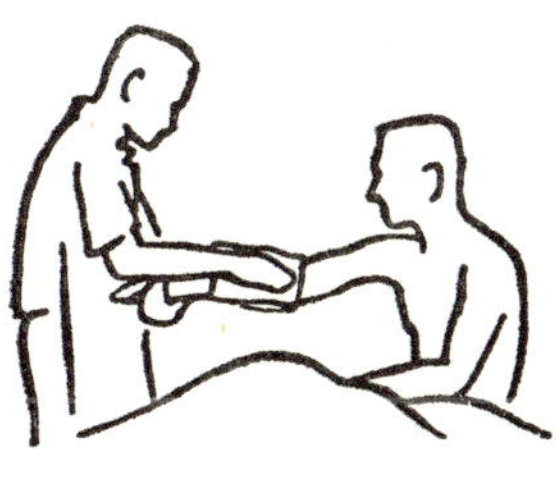

Abb. 1: Oberkörperwaschung

Auswaschung der Achselhöhle. Tuch umwenden, dann Halswaschung und weiter in 4–5 großen Längsstrichen Waschung der Brust, des Leibes und der Seitenflächen. Tuch erneut naß machen. Es folgt die Waschung des linken Armes wie rechts, dann Handtuch wenden und den Rücken in mehreren Längsstrichen benetzen. Ankleiden und Erwärmung im Bett oder durch Bewegung. Je nach Größe und Umfang des Körpers muß der Bademeister das Waschungstuch 2–4mal eintauchen.
Die Oberkörperwaschung wird als Abhärtungsmittel gerne gebraucht, wenn man mit einer Abhärtungskur beginnt. Im Rahmen eines Behandlungsplanes schaltet man sie vorwiegend meist als unterstützende Behandlung ein bei Erkrankungen des Brustraumes, z. B. bei akuten und chronischen Katarrhen der oberen und tieferen Luftwege, Rachenkatarrhen, Anginen, Bronchitis, Rippenfellreizung und -entzündung, Lungenentzündung. Auch bei verschiedenen Herz-Kreislaufstörungen sowie bei Basedowscher Erkrankung und nervösen Erschöpfungszuständen kann die Okw unterstützend mitverwendet werden.

Die Unterkörperwaschung (Ukw)

Sie erfolgt meist nur bei Bettlägerigen. Nach Entblößung des Unterkörpers beginnt die Waschung am rechten Fuß, indem man von hier an der Außenseite des Beines bis in die Höhe der Hüfte hinauffährt, dann an der Innenseite des Beines zurück. Nach Umwenden des Tuches wäscht man in gleicher Weise die Rückseite des Beines und die Fußsohle. Das gewaschene Bein wird zugedeckt. Nach frischer Durchtränkung des Tuches wird das linke Bein wie rechts gewaschen. Feste Eindeckung in die Bettbedeckung.
Unterkörperwaschungen regen die Zirkulation der Beingefäße an und wirken ableitend vom Oberkörper. Bei fieberhaften Zuständen, z. B. Bronchitis, Lungenentzündung kann man sie öfters zwischen die sonstige Behandlung einschalten. Ebenso sind sie bei Herz- und Kreislaufstörungen wohltuend. Als Schlafmittel kann man sie neben Wadenwickeln und Lendenwickeln gut verwenden.
Eine eigene, auch unabhängig von der Ukw durchführbare Waschung ist

Die Leibwaschung

Das Anwendungsgebiet der Leibwaschung ist, wie schon der Name sagt, der Leib. Sie wird besonders häufig für den Abend oder für die Nacht verordnet, denn sie ist schlaffördernd. Selbstverständlich darf sie nur dann erfolgen, wenn man schon im Bett warm geworden ist. Sie wird am besten im Liegen ausgeführt. Technik: Man fährt mit dem nassen Tuch mit kreisförmigen Strichen 20–30 mal über den Leib. Man beginnt an der rechten Seite des Leibes in der Blinddarmgegend. An Stelle des feuchten Tuches kann auch die flache Hand genommen werden, die man öfter in das Wasser taucht (Kaltwassermassage).

Kleinere Teilwaschungen

Sie werden selten gebraucht und sind z. B. als Gliederwaschungen bei Kranken mit geschwächtem Kreislauf ein zweckmäßiges Anregungsmittel. Die Technik ist entsprechend der sonstigen Waschung.

Die Ganzwaschung (Gw)

Der ganze Körper wird mit Ausnahme des Gesichts und Kopfes gewaschen. Technik: Bei Bettlägerigen beginne man mit der Oberkörperwaschung, decke nach Fertigstellung oben gut zu. Nach Aufhebung der Unterleibsbedeckung folgt dann die Unterkörperwaschung. Zum Schluß feste Eindeckung in die Bettbedeckung.

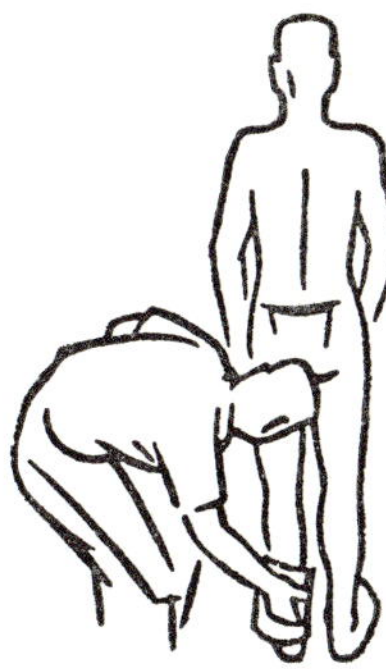

Abb. 2: Ganzwaschung

Ist bei Kranken schon Stehen möglich, so nimmt man die Waschung am Stehenden oder im Bett vor. Zuerst werden beide Arme mit je 3 Längsstrichen wie bei der Oberkörperwaschung benetzt. Dann Tuch frisch eintauchen und Halswaschung. Dann in großen Längsstrichen an der rechten Schulter beginnen, abwärts bis zum Fuß, an der Innenseite des Beines aufwärts bis zur Brust. Nach Eintauchen des Handtuches folgt die Waschung an der linken Seite in gleicher Weise wie rechts. Die Rückseite des Körpers wird, rechts beginnend, ebenso wie die Vorderseite gewaschen, zum Schluß die Fußsohlen. Je nach Größe und Umfang des Körpers ist das Waschungstuch 3 bis 4 mal erneut ins Wasser einzutauchen. Nach Überziehen des Hemdes feste Eindeckung in die Bettbedeckung.
Die Ganzwaschung dient zur Anregung des Hautstoffwechsels und der peripheren Zirkulation. Sie ist üblich bei fieberhaften Zuständen, Infektionskrankheiten, chronischem Gelenkrheumatismus, zur Beruhigung bei Nervösen und Schlaflosen, zur Abhärtung bei zirkulationsschwachen und mageren Menschen.

2. Wickelungen

Wickel und Umschläge umfassen einzelne Körperteile in ihrem ganzen Umfang. Werden Körperteile einseitig behandelt, so spricht man von Auflagen, von Packungen, wenn mehr oder weniger der ganze Körper eingepackt wird und nicht nur Wasser, sondern auch besondere Wärmeträger mitverwandt werden. Die Bezeichnung Auflagen und Aufschläge entsprechen sich. Bei kleinerem Umfang ist auch die Bezeichnung Kompresse geläufig.
Die Wickelungen werden kalt, warm oder auch heiß angelegt. Ferner mit Zusätzen.

Der kalte Wickel

Beim kalten Wickel kann man 3 verschiedene Wirkungen in Abhängigkeit von der Technik und der Zeitdauer unterscheiden:
a) den wärmeentziehenden, kalten Wickel, meist kleineren Umfangs,
b) den wärmestauenden oder wärmeerzeugenden kalten Wickel,
c) den schweißtreibenden, kalten Wickel.
Das nasse Innentuch bestehe aus grob-porösem Leinen, das Zwischentuch aus einfachem porösem Leinen. Es bleibt trocken und dient zur Bedeckung des nassen Tuches und als Schutz für die Wolldecke. Das Zwischentuch überragt also die Wolldecke um ca. 2 cm. Als Abschlußumhüllung werden Woll- oder Flanelldecke verwandt. Wasserundurchlässige Tücher als Zwischentücher gebrauche man zu Wickeln nie!
a) *Technik des wärmeentziehenden, kalten Wickels.* Der Wickel wird nach Eintauchen in die Tränkflüssigkeit nur leicht ausgedrückt, nicht ausgewrungen, damit der Körper verhältnismäßig viel Wärme an den naßkalten Wickel abgeben kann. Bei Fiebernden ist der Wickel nach etwa 20–45 Minuten vollkommen durchwärmt und das Wasser beginnt zu verdunsten. Aber eine besondere Dunstwirkung ist nicht beabsichtigt und deshalb wird er beim Eintreten der Dunstwärme abgenommen. Er kann dann in gleicher Weise erneuert werden.
Unterschied zu den anderen kalten Wickeln:
1. Wickel ziemlich naß,
2. kurzzeitiges Liegen des Wickels und Erneuerung nach Warmwerden.
3. nur örtliche, *kleine* Wickel zweckmäßig (größere eher schädlich!).
b) *Der wärmestauende oder wärmeerzeugende kalte Wickel* wird mit seinem Innentuch nach Eintauchen in die Flüssigkeit stark ausgewrungen. Der Kaltreiz soll nur kurz anregend auf den Körper wirken, eine Reizbeantwortung herausfordern, er soll bald Körpertemperatur annehmen und die Wärme leicht zurückstauen. Der Wickel bleibt im allgemeinen $^3/_4$–$1^1/_4$ Stunden liegen. Vor Beginnen der Schweißbildung wird er abgenommen.
Unterschied zu den anderen kalten Wickeln:
1. starkes Auswringen des Innentuches,
2. Abnahme des Wickels vor der Schweißbildung.

Durch diesen Wickel wird die Hautdurchblutung gesteigert, die Haut »quillt«, der Stoffwechsel wird gesteigert und eine Wärmestauung hervorgerufen.
Je nach Umfang der eingewickelten Körperteile kommt dem Wickel ableitende Bedeutung auf die Blutverteilung im Körper zu. Er wirkt »nervenberuhigend« und schlaffördernd, z. B. als Wadenwickel oder Lendenwickel bei Blutandrang zum Kopf, nach anstrengender geistiger Arbeit oder bei Kongestionen der Blutdruckkranken. Dieser »Stauwickel« wird aber auch bei vielen Infektionskrankheiten und überall dort mit Nutzen angewandt, wo durch eine aktive Mehrdurchblutung an Ort und Stelle oder über Nervenreflexe eine bessere Leistung erzielt werden soll.
c) *Der schweißtreibende kalte Wickel.* Er wird genau wie der wärmestauende in der Technik angelegt, nur ist seine Verweildauer verlängert: 1½–2 Stunden und länger. Die Wärmestauung führt über das einfache Dünsten und die Wärmestauung zur Schweißbildung, besonders bei fieberhaften Zuständen. Auch kleinere Wickel, wie Brustwickel, Lendenwickel vermögen bei Fiebernden starke Schweißbildung hervorzurufen.

Der warme Wickel

Der warme Wickel wird selten angelegt, z. B. wo bei älteren Leuten das Reaktionsvermögen geschwächt ist. Es kommt zu sofortiger Erweiterung der Blutgefäße der Haut, und somit kennzeichnet sich diese Anwendungsform als eine passiv wärmezuführende. Nachteil: Der Wickel kühlt schnell aus.
Der warme Wickel, d. h. der passiv wärmezuführende Wickel wird relativ heiß angelegt wegen des Wärmeverlustes beim Anlegen (Abkühlungsfaktor berücksichtigen!). Er muß gut ausgewrungen sein. Warme Wickel kommen besonders bei wärmebedürftigen reaktionsschwachen und älteren und bei zu Krämpfen (Spasmen) neigenden Menschen in Frage.
Der warme Wickel wird meist mit Zusätzen verordnet.

Der heiße Wickel

Heiße Wickel werden meist in kleinerer Ausdehnung angewandt. Sie betonen die Wärmezufuhr, durchbluten die Haut rasch, auch das darunterliegende Gewebe.
Allgemeine Technik warmer und heißer Wickel: Wolldecke und Zwischentuch werden bereits vorher dem Patienten angelegt, damit er sich schon durchwärmen kann. Das nasse Innentuch wird erst am Bett in die warme oder heiße Flüssigkeit getaucht, indem man es von beiden Seiten einrollt. Um die Hände zu schonen, kann man heiße Wickel in einem Handtuch auswringen. Die Anwickelung muß rasch geschehen.

Heilanzeigen der verschiedenen Wickelarten
(Allgemeines)

Kalte Wickel

a) Wärmeentziehende, kleine Wickel und Auflagen werden überall angelegt, wenn überschüssige Wärme entzogen werden soll, z. B. bei fieberhaften Erkrankungen und örtlichen Entzündungen, z. B. Zellgewebs- und Lymphgefäßentzündungen, Eiterungen, Gelenkentzündungen und Venenentzündung. Außerdem ohne überschüssige Wärme bei Gelenkergüssen, Verstauchungen, Verrenkungen, Prellungen, Blutergüssen.
Die Wickel können nach Warmwerden erneuert werden.

b) Wärmeerzeugende oder wärmestauende Wickel sollen eine aktive arterielle Hyperämie (Mehrdurchblutung) hervorrufen. Diese Form der kalten Wickel kommt darum bei allen Mangeldurchblutungen und überall dort in Frage, wo die Mehrdurchblutung zur besseren Arbeitsleistung in dem durchbluteten Organ oder Organsystem führen soll. Mit diesen Wickeln können auch Blutverschiebungen im Sinne der Ableitung bewirkt werden. Hierzu eignen sich besonders: der Lendenwickel, der beiderseitig angelegte Beinwickel und der Wadenwickel. Diese Wickel werden gerne bei Bluthochdruck, Blutandrang zum Kopf, Schlaganfall, Schlaflosigkeit und Verschleimungszuständen der Luftwege angelegt.

c) Schweißtreibende, kalte Wickel bei fieberhaften Zuständen, Erkältungszuständen, Infektionskrankheiten, zur stärkeren Stoffwechselanregung, z. B. bei Fettsucht.

Warme Wickel

Bei geschwächten Reaktionsverhältnissen, z. B. bei älteren Menschen, bei Koliken, Gefäßkrämpfen und bei allen Zuständen, wo der Kalt- oder Heißreiz zu schroff ist.

Heiße Wickel

erzeugen von vornherein eine stärkere Mehrdurchblutung (Hyperämie). Sie kommen insbesondere bei den mehr chronischen Erkrankungen in Frage, z. B. bei chronischem Gelenkrheumatismus, Gelenkversteifung, chronischen, rheumatischen Muskelveränderungen, Muskelhärten, Entzündungen der weiblichen Unterleibsorgane u. a. Aber auch zur Behandlung von Koliken im Bereich des Darmes, des Leber-Gallenblasensystems, der Niere und der Harnblase können sie oft neben geeigneten und notwendigen Medikamenten eingesetzt werden.

Vorbedingungen und allgemeine Technik des Wickelanlegens

Alle Wickel werden ausnahmslos im Bett angelegt. Kalte Wickel dürfen nie angelegt werden, wenn der Patient fröstelt und kalte Füße hat. In diesen Fällen ist Vorerwärmung im Bett oder durch warmes Bad, z. B. Fußbad oder durch Wärmekrüge an die Füße notwendig. Auf die vorherige Entleerung von Blase und Mastdarm ist zu achten. Zur Unterstützung der Wirkung kann man heiße Getränke in Form von Tee oder Fruchtsäften geben. Kalte Wickel werden gewöhnlich mit frischkaltem Wasser getränkt, bei Kindern und bei höherem Fieber darf man das Wasser etwas temperieren.

Wärmezuführende Wickel werden wegen der Abkühlung relativ heiß angelegt. Heiße Wickel werden so heiß wie möglich angelegt, jedoch dürfen keine Verbrennungen eintreten. Man legt zunächst das heiße Tuch lose auf und probiert, ob der Patient die Hitze verträgt. Wenn dies der Fall ist, wird schnell und fest gewickelt.

Beim Liegen im Wickel soll der Patient auch seine Arme unter der Bettbedeckung halten. Bei Schwerkranken muß immer eine Hilfsperson im Zimmer anwesend sein.

Anlegen des Wickels bei Schwerkranken erfordert 2–3 Hilfspersonen, wenn es sich um größere Wickel handelt. Die eine Person hält den Patienten, die andere rollt die Wickel unter. Dasselbe gilt für das Abnehmen des Wickels.

Wird ein Patient in einem kalten Wickel nach einer halben Stunde nicht warm, so muß die Erwärmung künstlich herbeigeführt werden, durch Wärmekrüge, heiße Getränke. Kommt es trotzdem nicht zur Erwärmung, muß der Wickel unbedingt abgenommen werden. Das gleiche gilt für warme Wickel, wenn der Patient nach dem Auskühlen des Wickels nicht weiter warm wird. Schläft der Patient im Wickel ein, so soll man ihn im allgemeinen ruhig schlafen lassen, jedoch darf er durch das längere Anliegen des Wickels nicht geschwächt werden.

Das Abnehmen des Wickels muß schnell erfolgen. Danach bleibt der Patient noch für eine halbe Stunde in Ruhelage. Bei stärkerer Schweißbildung soll die Gesamtwirkung allmählich abklingen. Vorzeitiges Entblößen ist schädlich. Man gestattet nur langsame Lockerung und Verminderung der Bettbedeckung. Geht auch danach die Schweißbildung noch weiter, so kann man sie durch eine feucht-

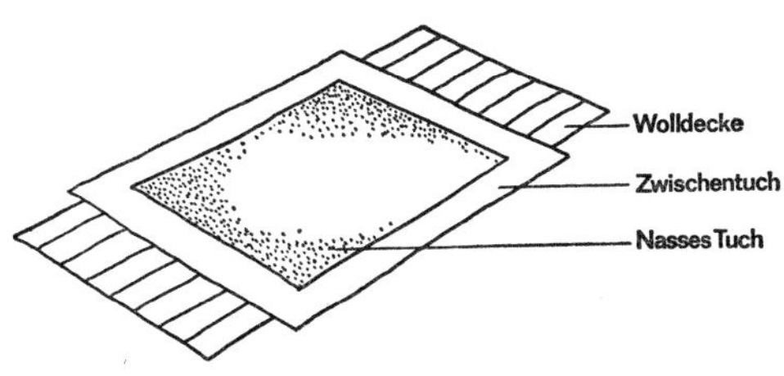

Abb. 3: Die drei Wickellagen. (Das Zwischentuch, das mindestens so breit, wenn nicht breiter als die Wolldecke liegen soll, ist in der obigen Zeichnung, wie auch in den folgenden, nur aus zeichnerischen Gründen kleiner erscheinend!)

kalte Abreibung abstoppen oder durch kalte Waschung mit Trockenfrottieren. Bevor der Patient ins Freie geht, soll er sich im Zimmer noch etwas aufhalten.
Wichtig ist, daß das Innentuch von der Trockenhülle am Rande überragt wird. Das nasse Tuch darf also niemals überranden.
Merke: Das Zwischentuch soll etwas breiter sein bzw. liegen als die Wolldecke. Es darf sogar mit einem Umschlag von etwa 10 cm Breite die Wolldecke auch an der Außenseite bedecken.
In den bisherigen Lehrbüchern ist meist ein »dachziegelartiges« Liegen aller Einzelteile des Wickels beschrieben worden. Damit aber die Wolldecke wirklich geschont bleibt, der Patient möglichst nicht mit der kratzenden Wolldecke in Berührung kommt – was vielen sehr unangenehm ist –, ferner der hygienische Zweck des Zwischentuchs voll erfüllt wird, so lehren wir in den neuen Kursen stets, daß das Zwischentuch mindestens so breit wie die Wolldecke sein soll.
Nur das waschbare Leinen darf mit dem Körper in Berührung kommen! In den größeren Häusern Bad Wörishofens ist auf Grund langjähriger praktischer Erfahrung diese Lösung als die beste gefunden worden.
Bei Wickeln, die bis zum Hals reichen, *muß* das trockene Zwischentuch die Wolldecke überranden, außerdem steckt man noch ein trockenes Taschen- oder dünneres Handtuch in Art einer Krause um den Hals, um das Kratzen der Wollfasern am Halse zu vermeiden.
Alle Wickel müssen unbedingt dicht an den Körper angelegt werden und hierzu empfiehlt sich das sogenannte Zug-Gegenzug-Verfahren: die rechte Hand zieht den untergelegten Wickelteil straff an, gleichzeitig strafft die linke Hand den um das Glied oder Körperteil umgeschlagenen anderen Wickelteil im Gegenzug über den Körperteil und steckt ihn – von unten nach oben fortschreitend – falzartig unter. In dieser Weise wird mit jedem Einzelteil verfahren, bis alle 3 Tücher festliegen. Damit das Straffziehen und Feststecken des Tuches gut vonstatten geht, sorgt man dafür, daß der Wickelteil der Gegenseite länger ist als der der Helferseite. Bei größeren Wickeln muß das feste Anliegen durch geschickte Faltenlegungen über die Unebenheiten des Körpers erzielt werden.
Auch Auflagen und Teilpackungen mit Wärmeträgern werden wie ein entsprechender ganzer Wickel angelegt, so daß die trockenen Umhüllungen den Körperteil ringsum einfassen. Beim Heusack wird ein 3. trockenes Tuch zum Schutze des Zwischentuches verwendet. Entsprechend verfährt man auch mit Wärmeträgern erdiger Substanzen, wo das Material mit Holzspatel aufgestrichen wird.
Auflagen bereitet man durch Zusammenfalten von Hand- oder Wickeltüchern, 8fach, 16fach, 32fach.

Maße der Wickel und Auflagen

	breit × lang	
Halswickel	10 cm × 60 cm	(Leinen liegt doppelt)
Handwickel	65 cm × 65 cm	(quadratisch)
Armwickel	70 cm × 90 cm	(bis 110 cm lang)
Fußwickel	80 cm × 80 cm	

Fußwadenwickel	80 cm × 100 cm	
Wadenwickel	80 cm × 80 cm	
Beinwickel (kurz)	80 cm × 100 cm	
Beinwickel (lang)	80 cm × 130 cm	
Kopfwickel	80 cm × 80 cm	
Auflagen	80 cm × 110 cm	
Ober- oder Unteraufschläger	80 cm × 130–180 cm	
Lendenwickel–Brustwickel	80 cm × 150 cm/190 cm lang	
Schal (Dreieck)	160 cm × 160 cm	
Kurzwickel	80 cm × 190 cm	
Unterwickel (3/4-Packung) V-Form	180 cm breit (oben)	
	150 cm breit (unten)	
Nasses Hemd	180 cm – 190 cm lang	
Ganzpackung	190 cm × 230 cm	
Flanell für Dampfkompressen	80 cm × 100 cm	
Badehöschen–Badespangen	20 cm × 75 cm/85 cm	
Waschungstücher	50 cm × 80 cm	(zur Waschung 4fach gelegt)
Waschungshandschuh	20 cm × 25 cm	(doppelt)
Herzkompressen	50 cm × 50 cm	
Spanischer Mantel (Hemd)	250 cm lang	

Wickelzusätze

Kalte Wickel gibt man gewöhnlich ohne Zusätze mit Ausnahme von Essig- oder Salzwasserwickeln, Lehmwasserwickeln.
Heublumenabsud: 1–3 Handvoll auf 4–5 Liter Wasser, nach 1/2 Stunde Kochen absieben. Brühe benutzen.
Haferstrohabsud: wie bei Heublumenabsud.
Kamille: 2 Handvoll abbrühen.
Eichenrinde: 1 Handvoll 1/2 Stunde auskochen. Achtung auf Wäscheflecke!
Zinnkraut (Schachtelhalm): 3 Handvoll in 4–5 Liter Wasser auskochen.
Anstelle der Absude verwendet man heute in der Regel gute käufliche Extrakte in der bei diesen angegebenen Menge.
Salz: 100 g auf 5 Liter Wasser oder 1–2 Eßlöffel pro Liter Wasser.
Senfmehl: Je nach der Größe des Wickels werden etwa 2–6 gehäufte Eßlöffel, d. h. pro Liter Wasser 1–2 Eßlöffel voll Senfmehl mit kaltem Wasser angesetzt und etwa 10 Minuten stehengelassen, dann mit Wasser übergossen, das die Temperatur zwischen 45° und 50° C haben soll. Bei gutem Senfmehl und richtiger Temperatur entstehen Dämpfe, die besonders auf die Schleimhäute des Auges und der Nase reizend wirken. Die Senfwickel sind immer heiß oder warm. Die Brustwarzen und Achselhöhlen müssen stets mit einem Mulläppchen abgedeckt werden. Nach einem solchen Wickel, dessen Dauer gewöhnlich 10–20 Minuten (bis zum Auftreten eines starken Brennens und starker Hautröte) be-

trägt, werden die etwa haftengebliebenen Senfkörnchen durch eine warme Waschung entfernt.
Essigwasser: 1/3 Weinessig, 2/3 Wasser.
Lehmwasser: Mehrere Handvoll pulverisierten Lehm in 2–3 Liter Wasser aufschwemmen bis zur Dickflüssigkeit.
Heublumen: begünstigen örtliche Reaktion und regen den Stoffwechsel an. Haferstroh: wirkt ähnlich wie Heublumen. Kamille: entzündungswidrig (Entzündungen, Eiterungen). Eichenrinde: adstringierend (oberflächliche Entzündungen, Unterschenkelgeschwüre). Salz: hautreizend (Hervorrufung des Ausschlages bei Masern und Scharlach, Skrofulose, chronischem Gelenkrheumatismus). Senfmehl: starke Hautreizung (Pleuritis, Bronchitis, Bronchiolitis, Pneumonie). Essigwasser: reaktionsbegünstigend. Lehmwasser: entzündungshemmend (Venenentzündung, Lymphangitis, Lymphadenitis, Ekzem, Psoriasis, Altersjucken).
Nach Gebrauch ist der Wickel (Innentuch) gut auszuspülen und in Seifenwasser auszukochen, besonders bei Infektionskrankheiten. Das Zwischentuch wird ebenfalls so gereinigt. Wolldecke wird mindestens gut gelüftet. Bei größeren Betrieben bei ein und demselben Patienten immer die gleichen Tücher gebrauchen!

Spezielle Wickelformen

Halswickel (Hw)

Das nasse, mehrfach zusammengefaltete feuchte Innentuch soll etwa eine Handbreit hoch und so lang sein, daß der Hals 2mal umwickelt werden kann. Gleichfalls kann man ein genügend langes Handtuch zusammengefaltet gut verwenden, wenn die eine Hälfte naß gemacht wird und die andere trocken bleibt und als Zwischentuch dient. Zur dritten trockenen Umhüllung genügt ein breites Wolltuch oder eine Flanellbinde, sie muß die Innenlagen reichlich überragen. Nach eintretender Durchwärmung wird der Wickel abgenommen. Zeitdauer und Häufigkeit müssen angegeben werden.
Der Wickel wirkt als kalter Wickel bei entzündlichen Vorgängen der Halsorgane, bei Schleimhautentzündungen des Halses, des Kehlkopfes, der Nase, bei Mandelentzündungen. Als Lehmwasserwickel oder besser Lehmpflaster wird er bei Überfunktionen der Schilddrüse verordnet. Nach seiner Erwärmung ist dieser Wickel sofort abzuholen. Heiße Halswickel kommen bei umschriebenen Schmerzhaftigkeiten z. B. Lymphdrüsenentzündungen zur Anwendung. Besser jedoch als Breiauflagen.

Der Kopfwickel (Kopfw)

Hierbei wird der gesamte Kopf mit Ausnahme des Gesichtes umwickelt. Man faltet die Tücher dreieckig, so daß die lange Seite des Dreiecks vom unteren

Stirnrand beiderseits nach hinten geführt wird. Die Tuchenden überkreuzen sich hinten und werden beiderseits nach vorn untergesteckt. Bei langen Haaren wird das Haar naß gemacht, kein feuchtes Innentuch verwendet, sondern nur die trockene Umhüllung von Zwischentuch und Wolldecke benutzt. Nach Abnahme des Kopfwickels ist das Haar gut trocken zu reiben. Der Kopfwickel wird wenig gebraucht.
Heilanzeigen: Ekzeme der Kopfhaut, Entzündungen des Haarbodens, rheumatische Kopfleiden, Arteriosklerose der Gehirngefäße, bei Schlaganfall. Wegen des gleichsinnigen Verhaltens der Kopfhaut- und Gehirngefäße läßt sich die Zirkulation im Kopfinneren beeinflussen.

Der Kreuzwickel (Kreuzw)

Der Wickel ist mit 3 langen Handtüchern herstellbar. Eines wird wie der Brustwickel angelegt. Die beiden anderen werden von je einer Achselhöhle schräg über den Rücken und über die entgegengesetzte Schulter hinüber bis vorne zur Mitte der Brust gelegt. Oder man fertigt ein etwa 30–40 cm breites und $1^1/_2$–2 m langes Leinentuch. Die Mitte des Tuches kommt vorn über die Brust, das eine Ende zieht man unter dem linken Arm nach hinten durch und über die rechte Schulter nach vorne. Das andere Ende wird an der Gegenseite entsprechend gewickelt. Die trockenen Umhüllungen jeweils in gleicher Weise.

Der Brustwickel (Bw)

Dieser Wickel reicht von den Achselhöhlen bis unter den Rippenbogen. Nach Aufrichten des Patienten im Bett, wird das Hemd über die Schultern genommen und die Tücher so auf das Bett gelegt, daß sie beim Zurücklegen des Patienten genau in die richtige Lage am Oberkörper kommen. Die Umwickelung geschieht bei mittlerer Atemstellung, nicht bei tiefstem Ein- oder Ausatmen. Die Technik entspricht dem unter Abschnitt »Vorbedingung und allgemeine Technik des Wickelanlegens« Ausgeführten.

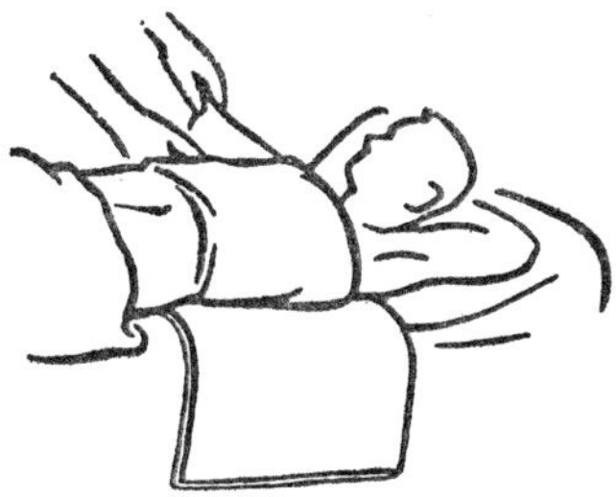

Abb. 4: Brustwickel

Der Schal (Sh)

Zwischentuch und Wolldecke werden am oberen Rande je handbreit umgeschlagen. Nach Anlegen des Wickels sollen diese Tücher dem Patienten bis zur Mitte

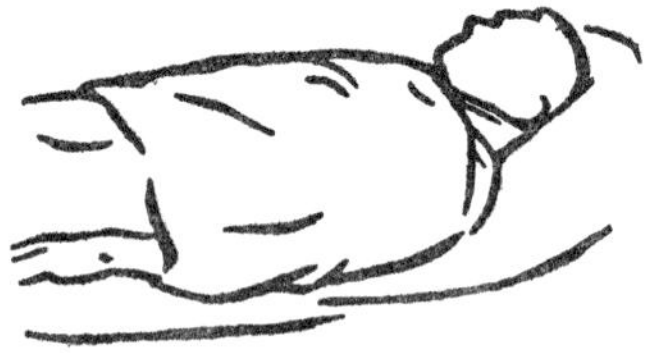

Abb. 5: Schal zugepackt

des Hinterkopfes reichen. Zum Innentuch nimmt man ein viereckiges Leinentuch und faltet es zum Dreieck. Es wird dem im Bett sitzenden Patienten so über den Rücken gelegt, daß die lange Seite wie ein Kragen Hals und Schulter umfassen. Nun legt sich der Patient zurück, während man das Tuch am Rücken strafft. Um die Brust wird eigens ein feuchtes Handtuch gelegt, das sich zwischen Arminnenseite und Brustkorb einfaltet. Dann wird das Dreiecktuch von der Gegenseite in mehrmaliger Faltenlegung über Arm, Schulter und Brust gezogen und zwischen Arm und Rumpf der Helferseite eingesteckt. Mit dem anderen Ende wird nach entgegengesetzter Richtung ebenso verfahren, nur wird das letzte Ende des Tuches über den Arm geführt und dort eingesteckt. Zwischentuch und Wolldecke werden in gleicher Weise umgewickelt. Der Hals erhält ein dünnes Handtuch oder Taschentuch als Halskrause.
Der Schal ist der beste Brustwickel, jedoch schwierig in der Technik, so daß man eher einen einfachen Brustwickel anlegen soll, statt eines schlechtsitzenden Schals.
Heilanzeigen: Von Brust-, Kreuzwickel und Schal: fieberhafte Lungenerkrankungen, z. B. Bronchitis, Lungenentzündungen, Rippenfellentzündung, Asthma bronchiale, Masern und Scharlach bei Lungenbeteiligung. Heiße Wickel bei Keuchhusten. Bei Rippenfellschmerzen sind heiße Wickel oder Breiauflagen zweckmäßig.

Der Handwickel (Handw)

Die benötigten Tücher werden zum Dreieck gefaltet. Nach Aufeinanderlegen der Tücher kommt die Hand so auf die Mitte des Tuches, daß die Fingerspitzen zur Spitze des Dreiecks weisen, aber von dieser noch so viel freilassen, daß beim Zurückschlagen der Handrücken bedeckt wird. Von der Gegenseite zieht man den Seitenzipfel in Faltenlegung so heran, daß er die Spitze des Dreiecks auf dem Handrücken überdeckt und mit Zug über den Handrücken auch das Handgelenk fest umschließt.
Der Zipfel wird hier eingesteckt. Mit dem anderen Zipfel verfährt man nach der Gegenseite in gleicher Weise. Zwischentuch und Wolldecke werden genauso umgewickelt.

Der Armwickel (Aw)

Die Wickelung beginnt an der Hand wie beim Handwickel, dann folgt die Wickelung des Armes bis über die Schulter.

Heilanzeigen des Hand- und Armwickels: Örtliche Entzündungen, Lymphgefäßentzündung, Neuralgien, Muskelrheumatismus (warm, heiß), Sehnenscheidenentzündung (heiß), Angina pectoris (heiß).

Der Fußwickel (Fw)

Die Technik ist ähnlich wie beim Handwickel. Einfachste Art des Anlegens mit »nassen Socken«, hierbei wird ein Paar naß als Einlage angezogen, darüber trockene Strümpfe, das nasse Paar überragend. Der Wickel wird gebraucht bei Kopfschmerzen zur Ableitung, bei Anginen, bei Beschwerden des entzündlichen Senkfußes, Sehnenzerrungen, Verstauchungen des Fußgelenkes.

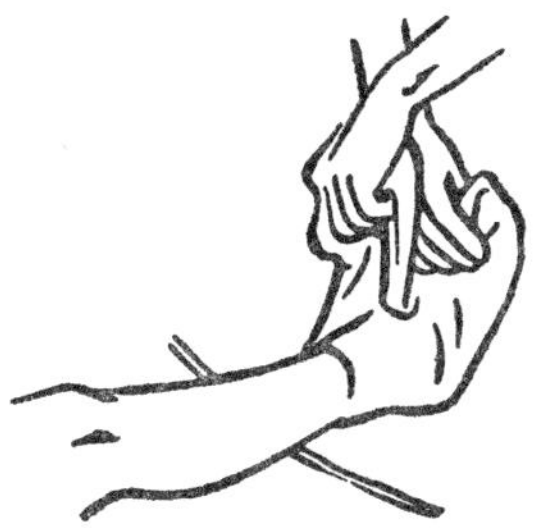

Abb. 6: Fußwickel

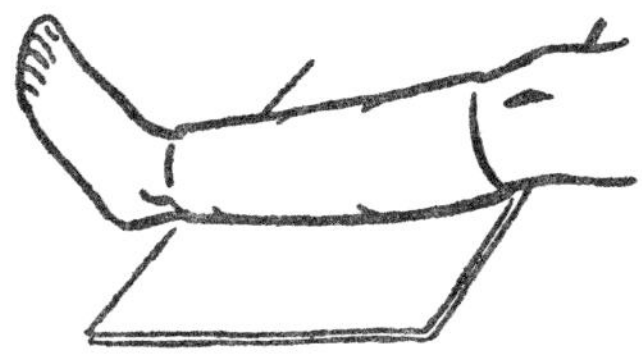

Abb. 7: Wadenwickel

Der Wadenwickel (Ww)

Dieser Wickel reicht von der Fußknöchelgegend bis zur Kniekehle. Man kann sich ihn selbst gut anlegen. Als nasse Einlage kann man ein Handtuch benutzen, dessen eine Hälfte naß gemacht wird, während die trockene andere als Zwischentuch dient. Die Wolldecke als dritte Umhüllung überdeckt das Ganze.

Der Fuß-Wadenwickel (FWw)

Dieser Wickel stellt eine Kombination zwischen Fuß- und Wadenwickel dar. Wie beim Wadenwickel wird er meist doppelseitig angelegt. Mit viereckigen Tüchern beginnt man die Wickelung am Fuß, dann folgen die Waden bis zum Knie.

Der Beinwickel (Beinw)

Auch hierzu werden viereckige Tücher benutzt, die Wickelungen am Fuß begonnen. In der Leistengegend sorgt man für dichten Abschluß.
Heilanzeigen von Waden-, Fuß-Waden- und Beinwickel: Ableitung bei akuten

und chronischen Katarrhen der oberen Luftwege, bei Anginen, Mittelohrentzündungen, Kopfkongestionen, Arteriosklerose der Gehirngefäße, Schlaflosigkeit. Bei Kaltfuß sind die Wickel allerdings heiß anzulegen. Ferner kommen diese Wickel in Betracht bei: Venenentzündungen, Lymphgefäßentzündung, Ekzemen (kalt), Gelenkrheumatismus, Sehnenscheidenentzündung, Wadenkrampf, Ischias- und Nervenlähmung, spinale Kinderlähmung (heiß).

Der Lendenwickel (= Leibwickel) (Lw)

Der Wickel wird als Lendenwickel bezeichnet, weil die Lenden- und Kreuzbeingegend bei der Wickelung in die Mitte des Wickels kommen. Der Wickel soll also vom unteren Rippenbogen bis zur Mitte der Oberschenkel reichen. Hierbei ergibt sich eine bessere Wirkung auf alle Leibesorgane einschließlich der Beckenorgane.
Die Technik folgt der allgemeinen Regel. Man kann sich diesen Wickel auch gut selbst anlegen.
Heilanzeigen: Anwendung nach ärztlicher Anordnung bei allen Störungen im Bereich der Bauchhöhle und des Beckens – je nach der Situation (s. Heilanzeigen der verschiedenen Wickelarten) kalt oder warm oder heiß – insbesondere bei: chronischer Verstopfung, Magen- und Darmkatarrh, Magen- und Zwölffingerdarmgeschwür, Erkrankungen der Leber und Gallenblase, der Beckenorgane (Blase, innere weibliche Geschlechtsorgane, Vorsteherdrüse des Mannes und Mastdarm). Zur Ableitung auch bei Schlaflosigkeit, Blutandrang zum Kopf, Katarrhen der Luftwege u. a.

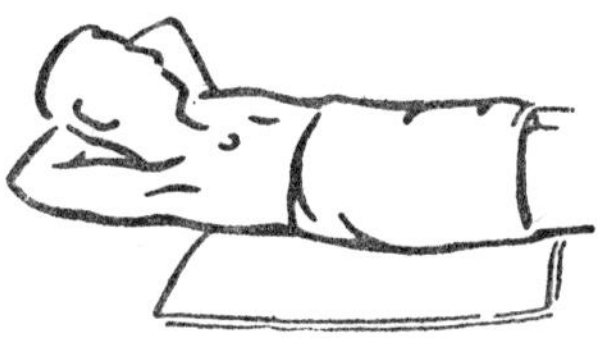

Abb. 8: Lendenwickel

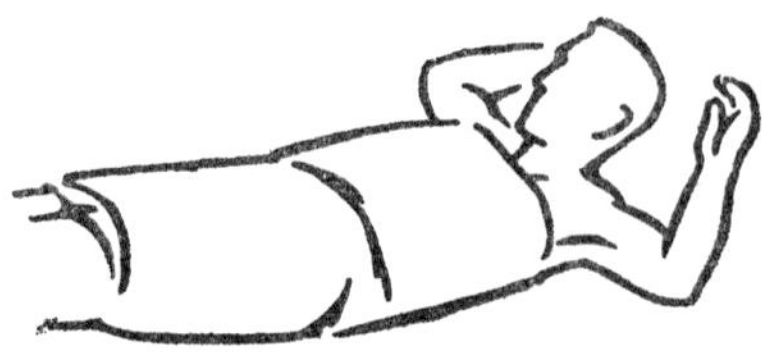

Abb. 9: Kurzwickel

Der Kurzwickel (Kw) (Rumpfpackung oder Halbwickel)

Von Kneipp wurde dieser Wickel Kurzwickel genannt, weil er von den großen Wickeln der kürzere ist. Zur Anlegung ist viel technisches Geschick erforderlich, damit der Wickel zu den Beinen hin gut abschließt. Die Beine sind also eng aneinander zu legen. Der Wickel reicht von den Achselhöhlen bis zur Mitte der Oberschenkel. Die Arme bleiben frei. Kneipp empfahl den Wickel auch gesunden Leuten zur Vorbeugung, etwa alle 8–14 Tage.

Der Wickel ist sehr wirksam, besonders auf Wärmehaushalt und Blutzirkulation. *Heilanzeigen* (nach ärztlicher Anordnung): Arteriosklerose mit Bluthochdruck, Bluthochdruck überhaupt, jedoch nicht bei Herz- und Kreislaufversagen. Fettsucht, Vorbeugung und Behandlung von Stoffwechselstörungen. Bei grippösen Erkrankungen als hauptableitender und schweißtreibender Wickel. Der Wickel wird meist kalt angelegt.

Der Unterwickel (Uw) (oder Dreiviertelpackung)

Dieser Wickel reicht von den Achselhöhlen bis über die Fußspitzen. Arme und Schultern bleiben frei, müssen aber gut mit Tüchern und der Bettbedeckung zugedeckt werden.
Technik: Man nimmt 2 Wolldecken, legt eine der Breite nach zur Umwickelung des Oberkörpers, die andere der Länge nach auf das Bett zur Umwickelung von Unterkörper und Beinen. Darüber legt man ein großes Zwischentuch. Als nasses Tuch ein grobes Laken. Die Einwickelung beginnt am Oberkörper und geht von hier aus abwärts unter straffer Anspannung der Tücher über die Rumpfteile, jeweils mit Faltenlegung, wo der Wickel sich bläht oder wirft. Die Beine werden wie beim Beinwickel an den Füßen beginnend eingewickelt. Eine Falte des nassen Tuches wird oberwärts zwischen die Beine eingestülpt.
Heilanzeigen: Stoffwechselstörungen, bes. Fettsucht und Gicht, zur Schweißtreibung bei Erkältungskrankheiten u. a.

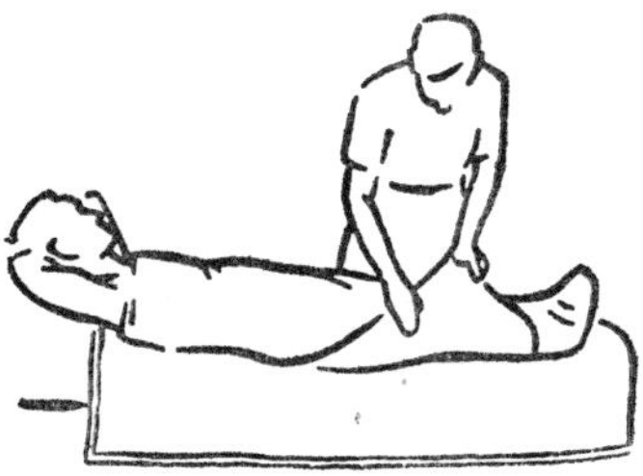

Abb. 10: Unterwickel

Der Ganzwickel (Ganzw)

Hierbei wird der gesamte Körper mit Ausnahme des Kopfes eingewickelt. Man legt die Tücher wie beim Unterwickel an, nur etwas höher hinauf bis zur Mitte des Hinterkopfes. Hier auch zur besseren Abdichtung eine nach außen umgeschlagene Falte. Über die Brust kommt ein eigenes feuchtes Handtuch. Mit dem Wickeln beginnt man zunächst am Halse. Arme werden mit eingepackt. An Füßen und Seiten können noch Wärmekrüge angelegt werden. Der Wickel wird bei Fettsucht, Stoffwechselstörungen, Drüsenunterfunktionen verwandt.

Der spanische Mantel (SpM)

Besondere Form eines Ganzwickels. Verwendet wird ein mantelartiges, langes, vorne offenes Leinengewand mit Ärmeln, das über Füße und Hände hinausragt. Der Patient zieht es stehend vor dem Bett an und legt sich dann in die im Bett vorbereiteten Trockentücher zur weiteren Einpackung.
Heilanzeigen: Ähnlich wie beim Unterwickel und Ganzwickel.

Nasse Hemden (Nhd)

Ein gekürzter spanischer Mantel, wobei Hände und Füße vom nassen Tuch freibleiben. Die Technik ist wie beim spanischen Mantel. Man verwendet immer Zusätze zur Tränkflüssigkeit.

Das Salzhemd (Shd)

Das Salzhemd wird kalt und warm angelegt. Man nimmt auf 5 Liter Wasser $^1/_8$ kg Salz. Dauer $^3/_4$–1 Stunde, dann auspacken und wieder in trockene Tücher einpacken. Eventuell feuchte Abreibung folgen lassen, zuerst der Beine, dann der Arme, weiter Rumpf, schließlich Trockenreibung. Hineinbringen in ein anderes Bett und leichter zudecken.
Heilanzeigen: Skrofulose, lymphatische Konstitution, asthmatische Zustände, bei Masern und Scharlach zur Anregung der Hauterscheinung und Ableitung von inneren Organen.

Das Heublumenhemd (Hhd)

Das Heublumenhemd wird stets heiß angelegt. 2 Doppelhandvoll Heublumen auf 5 Liter Wasser zur Herstellung des Absudes. Hemd zusammengerollt eintauchen und anlegen. Schnelle Einpackung ist nötig.
Heilanzeigen: Skrofulose, Rachitis, infektiöse Kinderkrankheiten, Stoffwechselstörungen. Das Hhd ist auch als Schwitz-Packung geeignet.

Lehmhemd (Lehmhd)

Das Lehmhemd wird mit dickflüssiger Lehmbrühe durchtränkt.
Heilanzeigen: Schuppenflechte, Ekzeme, Arzneiausschläge, Stoffwechselkrankheiten.

Der Oberaufschläger (Oa)

Ein großer Wickel wird zusammengefaltet und so aufgelegt, daß das nasse Tuch die ganze Vorderseite des Körpers vom Halse bis zu den Knien bedeckt.

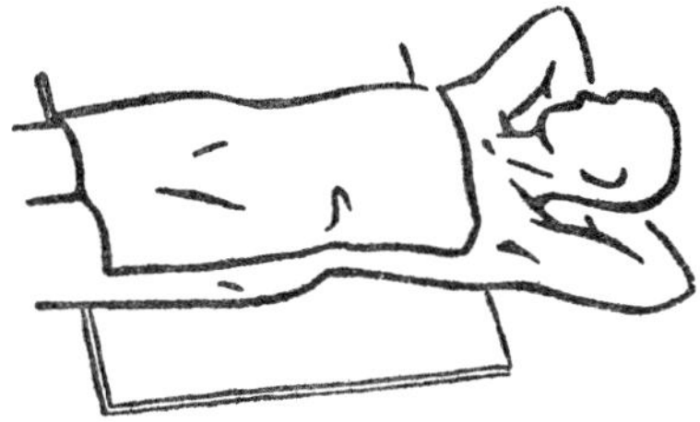

Abb. 11: Oberaufschläger

Die trockene Umhüllung faßt jedoch den ganzen Körper ringsum ein. Der Wickel wirkt ähnlich wie ein Kurzwickel, nur örtlicher, weiterhin ähnlich wie eine vergrößerte Leibauflage bei entsprechenden Heilanzeigen. Er dämpft erregte Herztätigkeit. Vergleiche auch die Heilanzeigen von Brust- und Lendenwickel!

Der Unteraufschläger (Ua)

In der Technik entspricht dieser Wickel dem Oberaufschläger, nur wird er an der Rückseite des Körpers angelegt und reicht also von den Schultern bis zu den Kniekehlen.
Heilanzeigen: Beruhigung bei nervösen Menschen, sexuelle Neurose, übermäßige Pollution. Heiß mit Senfmehlzusatz bei spinaler Kinderlähmung. Heiß bei Zerrung der Rückenmuskulatur, frischem Hexenschuß, Keuchhusten, Asthma bronchiale.

Die Leibauflage (Leibafl)

Ein 4–8fach zusammengelegtes Leinentuch wird vom Rippenbogen bis zur Hüfthöhe auf den Leib gelegt. Die trockene Umhüllung soll den ganzen Mittelkörper umfassen. Anlegen kalt und heiß.
Die Heilanzeigen entsprechen denen des Lendenwickels z. B. bei Magengeschwüren, Gallenblasenbeschwerden, Blähungsbeschwerden, Darmkrämpfen, chron. Blasenkatarrh, Periodenbeschwerden. Bei Magen-Darmkatarrh wird man die heiße Auflage zweckmäßig öfters erneuern, ebenso bei kolikartigen Beschwerden.

Sitzen auf nassem Tuch

Eine Wolldecke wird über einem Stuhl gebreitet, darüber ein 4–8fach zusammengefaltetes nasses Leinentuch. Der Patient setzt sich auf das Leinentuch und schlägt die Wolldecke über sich zusammen. Oberkörper und Füße bleiben bekleidet. Erneuerung der Auflage bei Warmwerden. Der Wickel wird zur Beeinflussung von Hämorrhoidenbeschwerden und zur Anregung der Darmbewegung verwandt.

Kompressen

Unter einfachen Kompressen versteht man kleine Auflagen aus 4–8fach zusammengelegtem Leinentuch. Herz- und Stirnkompresse sind jedem bekannt. Sie werden meist kalt angelegt und dienen zur Dämpfung erregter Organtätigkeit. Bei Verstauchungen, Prellungen benutzt man vielfach Arnikatinktur. Bei Angina pectoris verwendet man heiße Kompressen oberhalb der Herzgegend links bis über die Schulter oder am Rücken links von der Schulter bis über das Schulterblatt.
Heiße Kompressen verwendet man vielfach in der Form der Dampfkompresse.

Dampfkompressen

Das zur feuchten Einlage bestimmte Tuch wird mehrfach zusammengelegt, dann in heißes Wasser gelegt, mit Wäscheklammer oder Holzstück herausgenommen und in ein trockenes Handtuch eingewickelt und darin ausgewrungen. Das heiße Tuch wird in Wollflanell so eingeschlagen, daß an der Auflageseite nur eine Flanellage ist. Zwischentuch und Wolldecke sollen vorher im Bett schon vom Patienten angewärmt sein. Es erfolgt die Umwickelung der Trockentücher wie üblich. Nach Erkalten wird die Kompresse erneuert. Dampfkompressen und heiße Auflagen sind am Platze, wenn heiße größere Packungen zu sehr schwächen würden. Vergleiche auch die Heilanzeigen des Kartoffelsacks und Heusacks!

Der Kartoffelsack oder die Kartoffelbreiauflage

Kartoffeln werden in der Schale weich gedämpft und in einen Sack gefüllt. Nach Zubinden des Sackes drückt man die Kartoffeln breit, daß keine Knollen mehr fühlbar sind. Behutsames Auflegen ist wie beim Heusack notwendig, damit keine Verbrennungen entstehen. Der Kartoffelsack bewährt sich in allen Fällen, wo man nicht Heublumen zur Hand hat, es fällt aber die spezifische Wirkung der Heublumen weg. Die Größe des Sackes wählt man nach der zu behandelnden Körperstelle. Die Trockenumhüllung erfolgt wie üblich.

Die Leinsamenauflage (Afl Leins)

2–4 Handvoll Leinsamen werden unter ständigem Umrühren zu einem dicken Brei gekocht, dann auf Leinenläppchen gestrichen. Durch Zusammenfalten entsteht ein Päckchen ähnlich der Dampfkompresse. Trockenumhüllung der Einlage wie sonst üblich.

Bockshornklee- oder Foenum graecum-Auflage

2–3 Handvoll des Pulvers setzt man in kaltem Wasser an und bringt das Ganze unter ständigem Rühren zum Kochen. Möglichst dick wird der Brei auf Leinen-

lappen gestrichen und wie bei voriger Breiauflage verfahren. Gegebenenfalls Erneuerung der Auflage.
Heilanzeigen für Kartoffelsack: überall anwendbar, wo die Hitze bzw. Wärme nachhaltig wirken soll, z. B. zur Krampflösung bei Koliken. Leinsamen und Bockshornklee wirken ähnlich. Zur Furunkelreifung und bei Zellgewebsentzündung ist die Anwendung heute nicht mehr zu empfehlen.

Ölumschläge

Mehrere Eßlöffel Öl werden im flachen Tellerchen erhitzt, dann taucht man eine Lage Watte ein und preßt so aus, daß nichts abtropft. Auflegen und Abdichten mit Billrothbatist und Flanellbinde. Die Wirkung bedingt eine starke örtliche Blutfülle. Gebräuchlich bei rheumatischen Gelenkentzündungen, wenn Wärme wohltut.
Bekannt ist auch der Schmalzlappenaufschlag auf die Brust, insbesondere bei Kindern, bei mit starkem Hustenreiz verbundener Luftröhrenentzündung.

Der Heublumensack (Hs)

Ein entsprechend großer Sack aus porösem Leinen oder Rupfen wird trocken zu etwa 2/3 mit trockenen Heublumen gefüllt, zugeknöpft oder zugenäht und in einen Kartoffeldämpfer nach vorheriger Besprengung mit etwas Wasser gebracht. Man kann auch ein anderes Gefäß mit einem Rost im Inneren zum Verdampfen des unter dem Rost befindlichen Wassers benutzen. Es ist darauf zu achten, daß das Wasser nicht ganz verdampft. Unter den Rost kann man 2 Steine legen, damit die Wassersäule vom über dem Rost liegenden Sack nicht berührt wird. Der durchdampfte Sack ist sehr heiß. Er braucht nicht eigens, wie beim Anbrühen in einem Waschkessel, ausgepreßt zu werden. Eine mehrmalige Verwendung des Heusackes, auch beim gleichen Patienten, ist verboten.
Vor dem Hinbringen zum Bett des Kranken schlägt man den heißen Sack in ein Gummituch und noch eine Wolldecke ein, wodurch er verhältnismäßig lange seine Hitze behält. Wählt man das Anbrühverfahren, so ist der Sack in einer

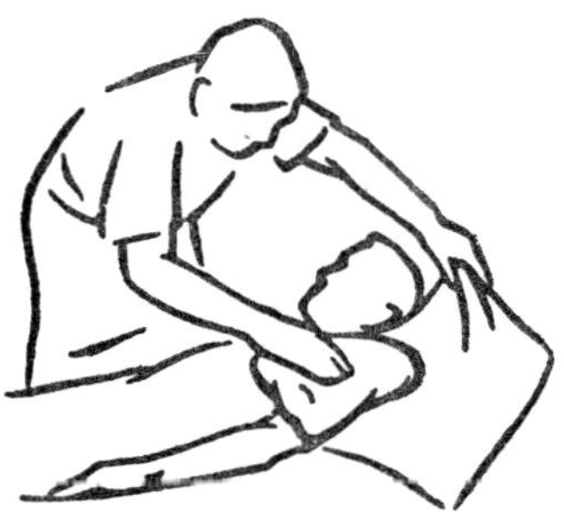

Abb. 12: Heusack auf die Schulter

Heusackpresse oder zwischen zwei Brettern durch kräftiges Darauftreten vom überflüssigen Wasser unter mehrmaligem Umwenden des Sackes zu befreien. Die zum Einpacken benötigten Wickeltücher (3) sollen dem Patienten bereits vorher im Bett untergelegt sein. Übermäßige Hitze soll man wegen der Verbrennungsgefahr vermeiden, besonders weil der Patient die Hitze zuerst nicht merkt. Die richtige Temperatur des Heusacks liegt zwischen 38–40° C. Zur Erprobung der Hitze prüft der Helfer mit der Rückfläche seiner Hand den Sack auf Verträglichkeit ab. Danach wird der Sack erst aufgelegt, aber zunächst nur lose. Die Trockentücher (Schutztuch, Zwischentuch, Wolldecke) werden so über ihn gezogen, daß ein Auflockern oder rasches Lüften möglich ist, insbesondere, wenn dem Patienten der Sack zu heiß erscheint. Bei der schließlichen Einwickelung soll der Sack in breiter Fläche fest auf die zu behandelnde Körperstelle kommen, und die Umhüllung wird so um ihn gelegt, daß keine Dunstwärme nach oben oder unten entweichen kann. Im allgemeinen bleibt ein Heusack eine Stunde liegen, unter besonderen Umständen etwas länger oder auch bei schwächlichen Personen nur bis 3/4 Stunde. Der Helfer muß dafür sorgen, daß der Patient wie bei jeder Wickelung gut eingepackt ist, außerdem soll der Patient absolute Ruhe einhalten. Nach Abklingen der Wärmewirkung soll der Patient nach Abnahme des Heusacks noch 1/2 bis 1 Stunde im Bett bleiben. Nach Abschluß folgt eine Kaltanwendung, am besten in Form einer Ganzwaschung.
Will man eine besonders starke Wirkung erzielen, so kann man auch den Doppelheusack, z. B. auf die Vorder- und Rückseite des Körpers anlegen.
Der Heusack kann auf jeden Körperteil angewandt werden, er soll nur immer stramm anliegen und die Trockenumwickelungen erfolgen wie bei den gewöhnlichen Wickelungen, z. B. bei einem Heusack in der Kreuzbein-, Lenden- oder Gesäßgegend oder Blasengegend wie ein Lenden- oder Kurzwickel. Ein Heusack auf die Schultern erfordert eine Umwickelung mit den Trockentüchern wie beim Schal. Bei Heusäckchen auf die Stirne, z. B. bei Stockschnupfen oder Stirnhöhlenkatarrh, schützt man die Augen durch Auflegen eines großen Wattebausches. Die Befestigung des Säckchens erfolgt wie beim Kopfwickel, der endgültige Abschluß nach außen am besten durch eine Flanellbinde.
Heilanzeigen: In bestimmten Stadien bei Gallenstein- und Nierensteinanfällen, Darmkoliken, Magenkrampf, Magen- und Zwölffingerdarmgeschwür. Chron. Entzündungen im Magen-Darmgebiet, Darmgrippe, Entzündungen der weib-

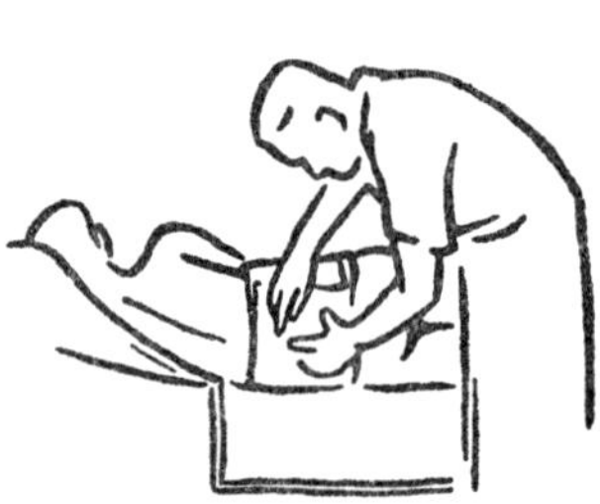

Abb. 13: Heusack in die Kreuzbeingegend

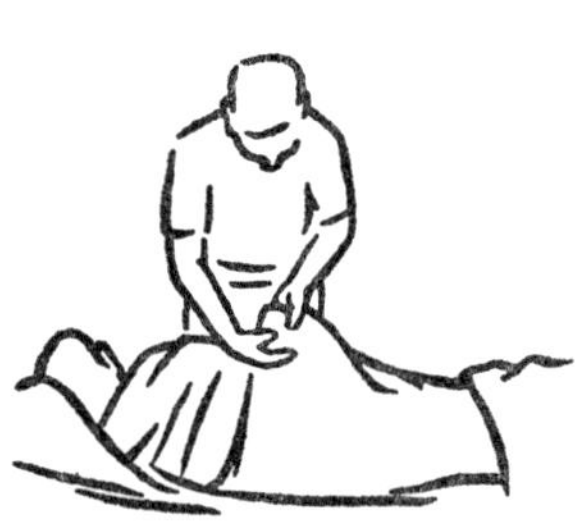

Abb. 14: Zupacken des Heusacks

lichen Unterleibsorgane, wenn durchwärmende Maßnahmen erforderlich sind, ferner bei Periodenbeschwerden, hier sowohl auf die Blasengegend wie auf die Kreuzbeingegend. Akute Rippenfellentzündung mit umschriebener Schmerzzone. Chronischer Katarrh der oberen Luftwege, evtl. auch bei Bronchitis, Bronchialkatarrh und Asthma bronchiale. Bei Schnupfen Heusack auf Füße oder Nacken. Akuter und chronischer Muskelrheumatismus, z. B. bei Hexenschuß und rheumatischem Schiefhals. Chronische rheumatische Gelenkveränderungen, Arthrosis deformans, Bechterewsche Krankheit. Bei Ischias und ischialgischen Zuständen, jeweils im Wechsel mit ansteigenden Fußbädern oder mit Heublumenbädern und Druckstrahlbegießungen (Schenkelblitz).

Die Lehmpackung und das Lehmpflaster (Lehmp, Lehmpfl)

Lehmschlammpackungen unterscheiden sich von Lehmwasserwickeln, daß nicht Lehmwasser als Tränkmittel für Wickel gebraucht wird, sondern daß der Lehm in breiigteigartiger Masse, 3 mm dick, auf die Haut gestrichen wird. Bei offenen Wunden ist nur keimfreier Lehm (Heilerde äußerlich) zu verwenden.
Von Lehmpackungen spricht man, wenn die Auflage größeren Umfang hat, von Lehmpflastern, wenn sie kleineren Umfangs ist.
Im allgemeinen werden Lehmauflagen kalt angelegt, selten heiß, ähnlich Fangopackungen. Nach häufigeren Lehmanwendungen muß die Haut gefettet werden. Die Einwickelung erfolgt mit allen Tüchern, wie sonst üblich (2 bis 3 Tücher). Gebrauchter Lehm wird nicht wieder verwendet. Der Lehm wirkt in Folge seiner Porösität je nach örtlicher Hitze stark ausleitend und ist nach 2–3 Stunden trocken.
Heilanzeigen (n. ärztl. Anordnung): Kalte Lehmpflaster und Packungen, wenn überschüssige Wärme entfernt werden muß, z. B. bei hochakuten Gelenkentzündungen und Venenentzündung. Auch bei Insektenstichen, Unterschenkelgeschwüren, Hauterkrankungen (Ekzeme, Schuppenflechte, Akne oder Mitesser). Kalte Lehmpflaster um den Hals eignen sich für Schilddrüsenüberfunktion.
Heiße Lehmpflaster ähnlich wie Fango- und Moorpackungen bes. bei chronischen Gelenkerkrankungen.

Die Quarkauflage = Topfenauflage (Tpf Afl)

Altbewährtes Volksmittel. Quark wird mit Milch oder Molke zu einer Salbe verrührt und kommt fingerdick auf die Haut. Nach Umwickelung des Innentuches Einpackung mit Trockentüchern wie sonst.
Heilanzeigen: Venenentzündung, Rippenfellentzündung, Lungenentzündung, oberflächliche Entzündung, Gürtelrose. Auflagen bleiben bis zum Krümeligwerden des Käses liegen. Größere Käsepackungen mit längerer Liegedauer kann man zu Schwitzpackungen ausgestalten.

3. Güsse

Güsse sind Anwendungen mit bewegtem Wasser. In ihrer Form und Dosierung stellen sie Kneipps eigene Erfindung dar. Vor Kneipp hat man bei Anwendungen mit bewegten Wassern keine örtliche Differenzierung gekannt, die Konstitution kaum berücksichtigt, oft mehr Wert auf das mechanische Element gelegt, auch die Reaktion als Maßstab der Dauer solcher Anwendungen nicht beachtet. Die Güsse werden kalt, temperiert, wechselwarm und heiß gegeben. Die Art ihrer Durchführung läßt den Gedanken des Einschleichens mit einem an sich starken Reiz zur Geltung kommen, wobei dem Körper Zeit zur Verarbeitung des sich allmählich steigernden Reizes gelassen wird. Jede Schockwirkung wird vermieden. Nach Eintritt der Reaktion, erkenntlich an der hellen Rötung der Haut, wird ein Guß abgebrochen. Kalte Güsse dauern ungefähr 1 Minute. Diese Zeit erreicht man, wenn man an bestimmten Stellen insbesondere an der oberen Begrenzung des Gusses einige Sekunden verweilt und das Wasser dann ruhig ablaufen läßt. Grundsätzlich wird herzfern, d. h. am rechten Fuß oder an rechter Hand begonnen.
Ein Guß im Kneippschen Sinne ist durch einen gebundenen, fast drucklosen Wasserstrahl gekennzeichnet, der auf einzelne Teile des Körpers oder den ganzen Körper gerichtet wird, daß das Wasser in Form einer möglichst gleichmäßigen »Wasserplatte« oder eines »Wassermantels« den Körper bespült. Das Wasser soll also ruhig fließen, es darf nicht gespritzt werden.
Zur Durchführung benutzt man bei Vorhandensein einer Wasserleitung einen Schlauch von 2–2,50 m Länge und 18–20 mm lichter Weite, oder behelfsmäßig eine Gartengießkanne ohne Brause.
In Gießanstalten benutzt man weiter Gestelle, z. B. ein Schutzbrett für den Gießer und das »Obergußgestell«.
Wo kaltes Wasser gut vertragen wird, benutzt man möglichst kaltes Wasser von 8–10–12° C. Besonders wichtig ist die Vorerwärmung vor kalten Güssen! Bei Wechsel- und heißen Güssen ist dies nicht notwendig.
Der Gießraum soll eine Temperatur von 20 bis 22° C haben. Er muß taghell sein; die Gießstelle des Bodens muß mit Rosten belegt sein, damit der Patient nicht im ablaufenden Wasser steht. Bei Wechselgüssen wird von heiß oder warm auf kühl oder kalt gewechselt. Bei den großflächigen Wechselgüssen ist immer bei den heißen bzw. warmen der Abkühlungsfaktor zu berücksichtigen. Man muß also bei diesen in der Temperatur um einige Grad Celsius höher gehen, um auf der gesamten begossenen Hautfläche eine Temperatur von 37°–40° C zu erreichen. Wenn eine Neigung zu Gefäßkrämpfen besteht oder eine Wiedererwärmung nach dem letzten Kaltguß fraglich ist, dann endet der Wechselguß mit heiß. Die Warmphase beim Wechselguß entspricht in Technik und Dauer dem kalten Guß, die Kaltphase entspricht einem Guß ohne »Verstärkungen«. Der Gießer soll entweder einen Finger zur Temperaturkontrolle an der Schlauchmündung oder bei einhändigem Gießen eine Hand am Bogen der Mischbatterie haben.
Man muß sich aber immer nach den individuellen Verhältnissen richten.

Bei Teilgießungen wird nur so viel von der Kleidung entfernt, als unbedingt notwendig ist. Nach dem Guß werden nur die groben Tropfen mit der Hand abgestreift, dann die Kleidung ohne Abtrocknung angezogen. Kranke werden ins Deckbett gut eingepackt. Gesicht und Hände werden immer abgetrocknet, zweckmäßig auch die Kreuzbein-Lendengegend.
Einfache Güsse wie Knie-, Schenkel- und Armgüsse, mit einigem Geschick auch Untergüsse kann man sich auch selbst geben, wenn man sich in eine Wanne auf ein Holzrost stellt und einen Schlauch zur Verfügung hat.
Zur Erprobung des richtigen Wasserdruckes hält man den Schlauch aufrecht. Der Strahl soll nicht mehr als mittelfingerlang hervorsprudeln. Beim Gießen nie auf einem Punkt stehenbleiben, ruhig auf und ab gehen, genau so ruhig abwärts wie aufwärts! Beim Abwärtsgehen vielleicht ein wenig schneller, aber nicht mit fallendem Wasserstrahl, da durch schnelle Bewegung unter dem Gießen eine zu große Unruhe in die Anwendungsweise hineinkommt. Natürlich ist die Beobachtung der Reaktion das Maßgebende für die Dauer des Gießens. Zum Schluß jedes Gusses, der die unteren Glieder erfaßt, werden auch die Fußsohlen eigens abgegossen. Güsse werden meist am Vormittag verabreicht, kleinere Güsse auch nachmittags, z. B. der Armguß. Merken wir uns folgende Kunstfehler, die nicht gemacht werden dürfen:
Verabfolgung von kalten Güssen auf fröstelnden Körper, bei kalten Füßen.
Anziehen feuchter Leibwäsche, weil die Nacherwärmung ausbleibt.
Güsse bei nüchternem Magen (1/2 Stunde vorher eine Kleinigkeit essen!).
Güsse auf vollen Magen.
Güsse in kaltem, zugigem Raum.
Güsse bei körperlicher Übermüdung.
Güsse bei erhöhter Pulszahl infolge momentaner Anstrengung nach Laufen, schwerer Arbeit. Erst etwas warten!
Nach Güssen herumstehen, plaudern, Schaufenster besehen, weil die Nacherwärmung darunter leidet.
In der nachfolgenden Beschreibung wird nur die Gußrichtung beim kalten Guß beschrieben. Sinngemäß wird diese auch bei Wechselgüssen, beim Warmanteil wie beim Kaltanteil, befolgt.

Der Knieguß (Kn)

Die Unterschenkel einschließlich der Knie werden begossen. Dazu Entkleidung der Beine bis zur Mitte der Oberschenkel. Bei Männern sind lange, enge Unterhosen besser auszuziehen, um mit dem Aufstülpen verbundene Blutstauung zu vermeiden.
Die Gießung beginnt am rechten Fuß rückwärts. Seitlich führt man den Wasserstrahl von den Zehen aus über den Vorderfuß zur Ferse 1–3mal hin und zurück, geht dann langsam an der Wade aufwärts bis über die Kniekehle und hält hier den Schlauch so, daß die ganze Rückseite des Unterschenkels gleichmäßig von Wasser umspült wird. Nach etwa 1–5sekundigem Verweilen – dabei leichte Be-

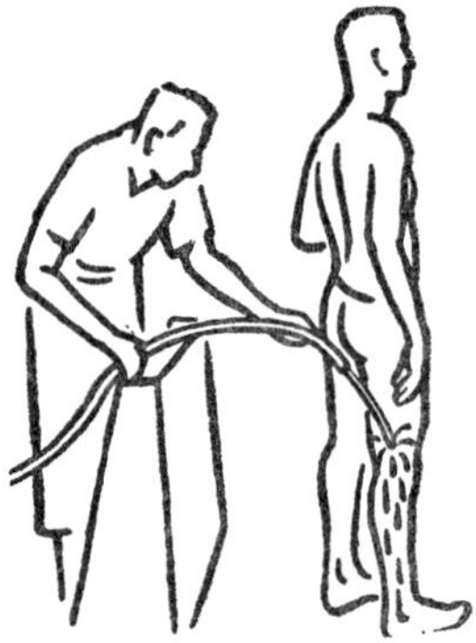

Abb. 15: Knieguß

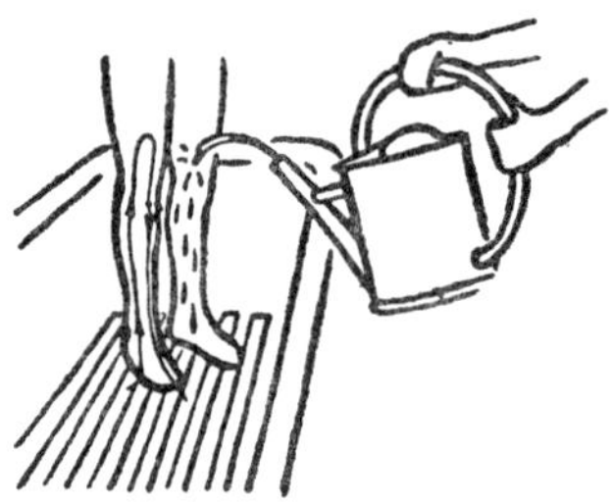

Abb. 16: Stehen in der Wanne. Ausführung des Kniegusses mit Gießkanne

wegung, nicht auf einem Punkt stehenbleiben – geht man an der Innenseite des Unterschenkels langsam zur Ferse zurück. Am linken Fuß geht man genauso vor wie auf der rechten Seite bis über die Kniekehle, verweilt hier etwa 5 Sekunden und wechselt, ohne auf dieser Seite zunächst abwärtszugehen sofortt auf die rechte Kniekehle, »verstärkt« dort bis 5 Sekunden lang, geht wieder nach links, verstärkt hier ebenfalls bis zu 5 Sekunden und geht dann an der Innenseite des linken Unterschenkels zur Ferse abwärts.

Die Begießung der Vorderseite geschieht in gleicher Weise wie hinten bis über die Kniescheibe, so daß die Vorderseite des Unterschenkels gleichmäßig von einem Wassermantel umgeben ist, zuerst am rechten Unterschenkel, dann am linken, auch hier Wechsel wieder nach rechts und zurück zur Innenseite des linken Unterschenkels, dann abwärts zum Fuß. Zum Schluß Abgießen der Fußsohlen. Eine direkte Begießung des Schienbeins soll vermieden werden. Beim Auf- und Abwärtsgehen führt man den Strahl mehr über die seitlichen Muskelpartien.

Bei schwächlichen Personen wird der Knieguß in verkürzter Dauer durchgeführt, bis allmähliche Gewöhnung eingetreten ist. Bei der Gießung ist jede bläuliche, marmorierte Hautfärbung zu vermeiden. Sie ist Zeichen dafür, daß der Guß zu lange dauerte. Beim Wechselguß wie beim heißen Guß wird in der Verlaufrichtung genauso wie beim einfachen, kalten Guß verfahren. Beim Wechselguß und Heißguß ist der Zeigefinger des Gießenden immer an der Schlauchmündung zur Temperaturkontrolle.

Bei den folgenden Gußformen beschreiben wir jeweils nur die Verlaufsrichtung, die für kalte, wechselwarme und heiße die gleiche ist.

Am ruhigen Gießen und an der Genauigkeit der Beobachtung der Reaktion und der Empfindung des Kranken erkennt man den guten Bademeister. Die Schlauchmündung soll höchstens auf Fingerlänge von der Haut entfernt gehalten werden.

Bettlägerigen kann man den Knieguß direkt am Bett geben, wozu zwei Gießkannen notwendig sind. Die Kranken setzen sich auf den Bettrand und stellen ihre Füße auf ein Bänkchen, das in eine Sitzbadewanne gestellt wird. Den Bettrand kann man mit einem Gummituch bedecken.

Heilanzeigen (nach ärztlicher Verordnung): Zur Ableitung bei kongestiven Zuständen des Kopfes, bei Stauungen im Pfortadersystem. Beim akuten Gichtanfall, bei Migräne, beim akuten Gelenkrheumatismus, bei Lähmungen. In Verbindung mit warmen Fußbädern bei Fußschwäche, Senk-, Spreiz-, Knickfußbeschwerden. Man richtet sich immer nach den individuellen Reaktionsverhältnissen bzl. der Wahl zwischen Kaltguß oder Wechselguß, oder einer Doppelanwendung in Form des 5minütigen warmen Fußbades und nachfolgendem Kaltguß.
Vielfach ist der Knieguß neben dem Armguß die Einleitungsanwendung bei Kuren.

Der Schenkelguß (Beinguß) (S)

Der Unterkörper wird entblößt, der Oberkörper bleibt bekleidet. Man beginnt wie beim Knieguß, geht aber weiter hinauf bis zur Hüftgegend bzw. bis auf den großen Gesäßmuskel, verweilt hier etwa 5 Sekunden, dann führt man den Wasserstrahl unterhalb der Gesäßmuskulatur an der Innenseite des Beines abwärts zur Ferse. Das linke Bein wird wie das rechte rückwärts begossen, nur wechselt man ähnlich wie beim Knieguß zwischendurch nach rechts und wieder zurück, wobei der Gießstrahl unterhalb des Gesäßes hinübergeleitet wird. Nach Umdrehung des Patienten erfolgt vorne rechts die Begießung des Beines bis zur Hüftbeuge, dann links wieder mit Überwechseln zwischendurch nach rechts und wieder zurück.
Abwärts an der Innenseite des linken Beines. Der Wasserstrahl darf beim Hin- und Herwechseln nicht über die Blase und den Unterleib geführt werden. Zum Schluß Abgießen der Fußsohlen.
Heilanzeigen (nach ärztlicher Verordnung): Als zirkulationsanregendes und gleichzeitig ableitendes Mittel wird der Schenkelguß innerhalb der Kuren meist an eine Reihe von Kniegüssen angeschlossen. Insbesondere ist er geschätzt zur

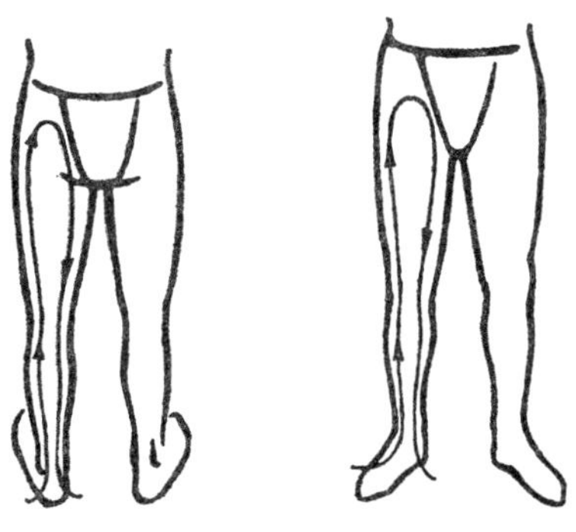

Abb. 17: Schenkelguß

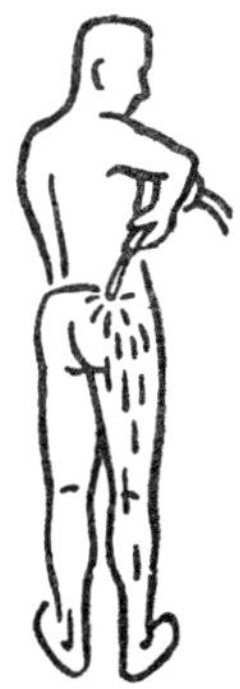

Abb. 18: Schenkelguß bei Selbstausführung

Behandlung von: Krampfadern, Ischias (Wechselguß), bei rheumatischen Lähmungen, Gefäßkrämpfen (Wechselguß), bei Hüftgelenkveränderungen in Verbindung mit heißen Packungen und warmen Bädern, ebenso bei Muskelrheumatismus, Stauungen im Pfortadergebiet, Kopfkongestionen.

Schenkelguß mit Leibguß (S u. Leibg)

Ausführung wie Schenkelguß, nur mit Leibgießung in Kreis- oder Spiralform um den Nabel herum in Uhrzeigerrichtung.
Heilanzeigen: Anregung der Darmtätigkeit bei Verstopfung.

Der Unterguß (Ug)

Zuerst werden beide Beine von rückwärts begossen, ohne am Becken zu verweilen. Dann führt man den Wasserstrahl zuerst rechts, dann links am Rücken hoch bis zum unteren Schulterblattwinkel, verweilt dort jeweils etwa 5 Sekunden. Nach der Verstärkung auf beiden Seiten geht man am linken Bein ab. Die Vorderseite wird in gleicher Weise begossen. Hier wird in Höhe des Schwertfortsatzes des Brustbeines verweilt. Zum Abschluß wird eine Leibspirale gegeben.
Heilanzeigen: Stauungszustände im Pfortadergebiet, Blähbauch, Senkungserscheinungen der Eingeweide, Kopfkongestionen.

Rückenguß (R)

Der Rückenguß ist einer der stärksten Güsse, er wird deshalb in der Kneippkur sehr selten angewandt. Nie darf er ohne vorbereitende kleinere Güsse gegeben werden. Man läßt den Patienten sich völlig auskleiden, beginnt am rechten Fußrand rückwärts wie beim Knie- oder Schenkelguß, ohne jedoch an der Hüfte stehenzubleiben. Nach dem rechten Bein beginnt die Begießung des linken Beins. Danach gibt man bei Kaltgüssen dem Patienten etwas Wasser in die linke Hand, damit er sich seine Herzgegend etwas abwaschen kann. Der Gießer führt den Wasserstrahl unter dem Gesäß her von links zur rechten Hand und während dieser Bewegung wäscht der Gießer den Rücken des Patienten mit seiner freien Hand etwas vor, um den Rücken ebenfalls auf den Kältereiz vorzubereiten. In Kletterhaltung, d. h. Schlauchmündung aufwärts, wird der Gießstrahl an der rechten Armaußenseite hoch bis zur Schulter geführt, von wo die rechte Rückenhälfte fächerartig abgegossen wird. Oben etwa 1–5 Sekunden verweilen! Es darf kein Wasser nach vorn überlaufen. Dann geht man mit dem Gießschlauch den Rücken abwärts und unter dem Gesäß her zur linken Hand, an der Außenseite hier hoch bis zur Schulter, von wo man das Wasser über die linke Rückenseite genau wie vorher auf der rechten ablaufen läßt. Jetzt geht man wieder in einem kleinen Bogen nach rechts, verweilt dort, dann nach links, verweilt auch

hier. Zur Verstärkung wird nochmals rechts und links einige Sekunden verweilt und zum Schluß von rechts und links ein Fächerstrahl quer über den Rücken gegeben. Leichter ist es jedoch, jeweils unter dem Gesäß herzuwechseln, also nicht direkt über das Rückgrat. Anschließend Abgießen der Fußsohlen.
Der Rückenguß wirkt stark auf Atmung und Herztätigkeit und dient zur Übung von Kreislauf- und Atmungsfunktion bei Gesunden, ferner zur Kräftigung der Rückenmuskulatur und evtl. zur Auswurfförderung bei Asthma. Ebenso kann er in die Behandlung bei Fettsucht eingeschaltet werden. Wegen seiner starken Wirkung ist der Guß bei schwächlichen und nervösen Patienten nicht anzuraten. Bei Wirbelsäulenveränderungen (Bandscheibenschaden) darf nur R heiß mit Waschung, oder We R, 39–40° C, gegeben werden.

Der Vollguß (V)

Beim Vollguß wird der ganze Körper mit Ausnahme des Kopfes begossen. Die Technik ist zunächst wie beim Rückenguß mit Beginn an den Füßen, aber oben an der Schulter läßt man 1/3 der Wassermenge nach vorn überlaufen und 2/3 nach hinten. Vor Benetzung von Schulter und Rücken gibt man dem Patienten Wasser zum Abwaschen der Herzgegend in die Hand. Auch wäscht der Gießer vor Beginn der Rückengießung den Rücken vor. Beim Stand auf den Schultern wird mehrmals hin- und hergewechselt, wobei jeweils Wasser nach vorn in der genannten Menge überfließt. Nach Umdrehen des Patienten werden vorne die Beine eigens nicht mehr begossen, weil sonst der Guß zu lange dauern würde. Man geht also sofort am rechten Arm hoch zur Schulter – in Kletterhaltung des Strahls – und läßt über der Schulter 1/3 der Wassermenge nach dem Rücken überlaufen, 2/3 nach vorn über die Brust. Dann führt man den Strahl an der rechten Brustseite bis zur Leistengegend, von hier quer über die Oberschenkel zur linken Hand und am linken Arm aufwärts bis zur Schulter, wo man ebenfalls 1/3 der Wasser-

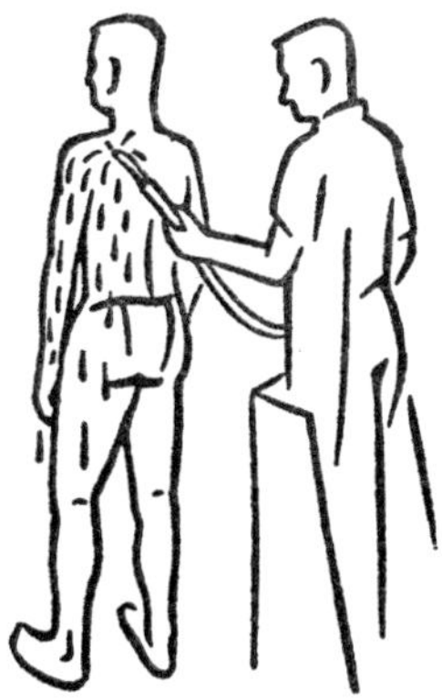

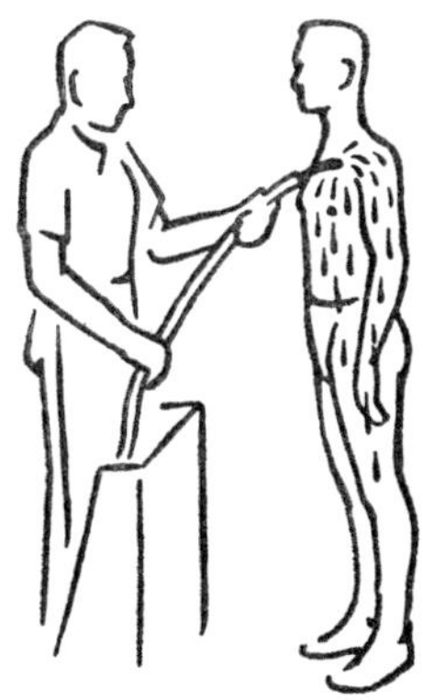

Abb. 19: Ausführung des Vollgusses

menge nach dem Rücken zu, 2/3 nach der Brust zu ablaufen läßt. Über das Brustbein wechselt man von links nach rechts und wieder zurück nach links, dann von der linken Schulter abwärts über die linke Brustseite zur Leistengegend. Der Vollguß regt Blutzirkulation und Atemfunktion stark an. Er wird nur von Personen mit gutem Allgemeinbefinden vertragen, und immer erst nach Vorübung mit anderen kleineren Güssen.
Heilanzeigen: Fettsucht, Abhärtung bei kräftigen Personen, Nervenberuhigung nach angestrengter geistiger Arbeit bei allgemein kräftigen Personen.
Nicht geeignet ist der Guß bei Arteriosklerose und Versagezuständen von Herz und Kreislauf.

Die einfache Abgießung nach warmen Anwendungen (Bädern)

In der Verlaufrichtung verfährt man wie bei regelrechten Güssen, nur mit kürzerem Verweilen und ohne Verstärkungen. Auch braucht diese Abgießung nicht immer den ganzen Körper zu erfassen, sondern ein geschickter Gießer gießt zuerst den Unterkörper ab und wäscht den Oberkörper mit seinen Händen kalt ab, um jede schockartige Wirkung zu vermeiden. Nach dem Guß folgt Abtrocknung wie immer nach warmen Bädern und wenn keine Trockenpackung vorgeschrieben ist.

Der Armguß (Ag)

Beide Arme werden bis zur Schulterhöhe begossen. Der Oberkörper wird vollständig entblößt, und der Kranke stützt sich in leichter Rumpfbeugung auf die Seitenhölzer des Obergußgestells. Der jeweils begossene Arm hängt locker herab. Die Begießung beginnt an der rechten Hand. Von hier führt man den Wasserstrahl über den Handrücken, dann langsam über den Arm bis zur Schulter aufwärts. Hier etwa 10 Sekunden verweilen, während das Wasser mantelartig über

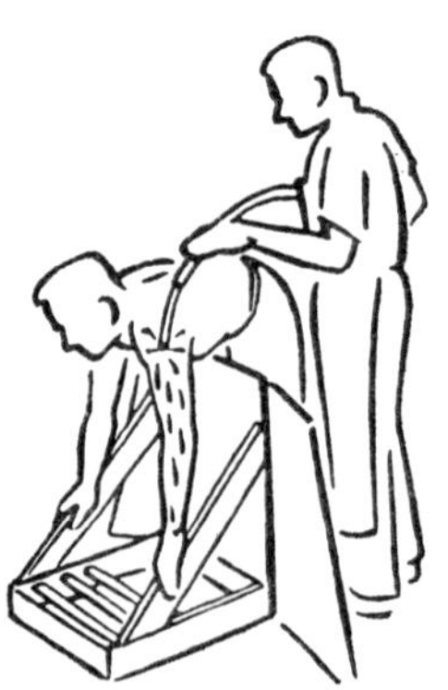

Abb. 20: Armguß

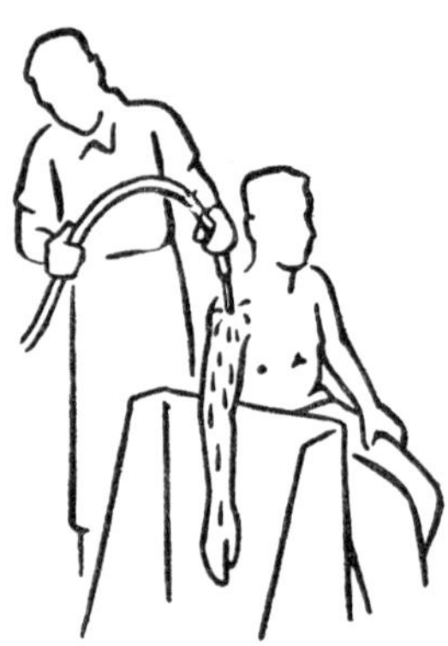

Abb. 21: Armguß im Sitzen

den Arm abfließt, Abwärtsgang. Am linken Arm wird genau wie rechts verfahren. Zur Verstärkung wird der Guß rechts und links wiederholt.
Bei Neigung zum Blutandrang zum Kopfe, Schwindelgefühl und allgemeiner Körperschwäche erteilt man den Armguß im Sitzen. Der Patient neigt seinen Oberkörper etwas seitwärts und lehnt den Arm über ein Schutzgestell. Die Ausführung des Gusses ist die gleiche wie vorhin geschildert.
Einfacherweise kann man den Armguß auch unter dem laufenden Wasserhahn durchführen. Es ist nur darauf zu achten, daß der Wasserstrahl zuerst die Handflächen benetzt, und dann allmählich am Arm aufwärts zur Schulter steigt.
Heilanzeigen (nach ärztlicher Verordnung): Kreislaufstörungen an Armen und Händen, Kopfkongestionen, rheumatische Veränderung an Muskeln und Gelenken, Lähmungen, Schreibkrampf, Schilddrüsenüberfunktion, Blutunterdruck und bei einigen organischen Herzerkrankungen insbesondere zur Tonisierung der Herzmuskulatur und zur besseren Hirndurchblutung (verboten aber bei Bluthochdruck) besonders in Kombination mit dem

Heißen Nackenguß (Ng heiß)

Dieser wird erst am Schluß, nach dem Wechselarmguß gegeben. Man gießt nur mit heißem Wasser – ohne Kaltfolge – den Nacken bis zur Haargrenze in vertikalen und horizontalen Strichen bis eine scharfe helle Röte (aktive arterielle Hyperämie) eintritt.

Der verlängerte Armguß (Ag verl.)

Beim verlängerten Armguß die gleiche Technik wie beim gewöhnlichen Armguß. Nur führt man den Strahl beim verlängerten Armguß bis zum Schulterblatt.

Der Brustguß (Bg)

Die Stellung des Patienten ist wie beim Arm- oder Oberguß. Man geht wie beim Armguß vor und gießt zuerst beide Arme ab, darauf geht man wie beim Oberguß auf die Brust über, sie kreis- oder achterförmig umspülend, wobei auch der Hals zweckmäßig mit begossen wird.
Heilanzeigen: Siehe Armguß, ferner zur Beruhigung bei erregter Herztätigkeit.

Der Oberguß (O)

Der Patient beugt sich vor wie beim Armguß, wobei man darauf zu achten hat, daß die Kreuzbeingegend des zu Begießenden höher steht als seine Schulter, der Rücken also eine nach dem Kopf zu geneigte Ebene bildet. Es soll kein Wasser

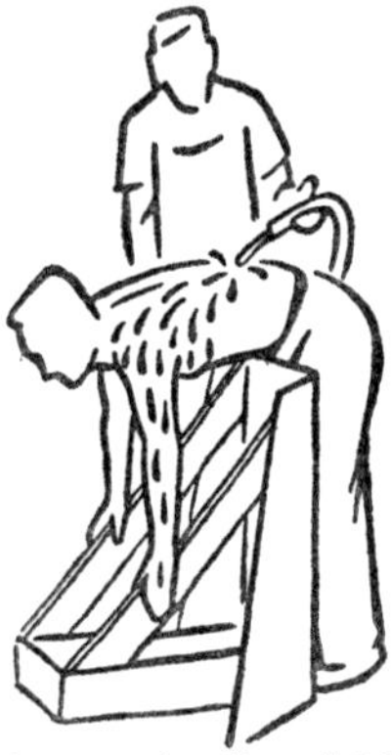

Abb. 22: Oberguß

nach rückwärts in die Kleider abfließen. Zweckmäßig steckt man noch ein Handtuch am Kreuzbein über die Unterkörperbekleidung ein. Der Kopf wird etwas hochgehalten, jedoch ohne krampfhafte Anspannung, außerdem läßt man den Patienten während des Gusses leicht drehende Bewegungen des Kopfes ausführen (»Nein-Nicken«). Der Gießer steht rechts vom Patienten. Zuerst werden beide Arme begossen, ohne an den Schultern zu verweilen. Dann führt man den Schlauch am rechten Arm hoch zur Brust, die in einigen Kreis- oder Achtertouren begossen wird. Nun führt man den Wasserstrahl auf die rechte Rückenseite und läßt das Wasser vom unteren Brustkorbrand 1–5 Sekunden lang kopfwärts abfließen. Dann wechselt man oberhalb der Schulterblätter nach links, verweilt wieder 1–5 Sekunden am Brustkorbrand. Darauf erfolgt rechts und links eine Verstärkung. Zum Schluß begießt man noch einige Sekunden die Brust und gibt einen Fächerstrahl quer über den Rücken. Um ein Naßwerden der Haare zu vermeiden, ziehen Frauen eine Badehaube über, außerdem kann der Gießer seine freie Hand an die Nackenhaargrenze zum Abhalten des Wassers legen.
Nach Beendigung des Gusses streift der Gießer mit beiden Händen den Rücken des Patienten nackenwärts ab. Nach Bedeckung des Körpers erfolgt Abtrocknen der Hände, des Halses und der Haare, wenn sie im Nacken naß geworden sind. Der Oberguß ist einer der schönsten und erfrischendsten Güsse.
Heilanzeigen: Anregung von Atmung und Kreislauf, Neigung zu Katarrhen, Lungenblähsucht. Erkrankung des Rachens und Kehlkopfes. Kopfkongestionen. Der Oberguß darf nur auf ärztliche Verordnung verabfolgt werden! Als kräftiges Abhärtungsmittel ist er sehr geschätzt. Bei Schwerkranken ist er kaum durchführbar. Hier könnte eine einfache Nackenübergießung Anregung für Herz- und Atemtätigkeit bringen.

Der Gesichtsguß (Gesichtsg)

Der Patient beugt sich vor und stützt seine Hände auf die Arme eines Obergußgestells. Um den Hals wird ein Handtuch gebunden. Mit leichter Abschwächung des Gießstrahls beginnt man auf der rechten Seite unterhalb der Schläfe, um-

kreist langsam das Gesicht bis zur Stirn, hier einige Querstriche, dann Längsstriche über das Gesicht von der Stirn bis zum Kinn, von rechts nach links fortschreitend. Zwischendurch gibt man dem Patienten Gelegenheit zum Einatmen. Die Gießung wird mit einer ovalen Wasserbestreichung des Gesichtes beendet. Nach dem Guß ist das Gesicht gut abzutrocknen.
Der Gesichtsguß wirkt anregend auf die Durchblutung der Gesichtshaut (scherzhaft nennt man ihn auch Schönheitsguß). Weiter kann man den Gesichtsguß verwenden bei Gesichtsneuralgien und Migräne, ferner bei Augenmüdigkeit nach längerer Kopfarbeit und Lesen.

Der Augenguß (Augeng)

Oberkörper nach vorn beugen lassen, Wasserstrahl senkrecht und etwas schwächer als sonst. Von der Nasenwurzel aus werden die Augen, rechts mit Rechtsdrehung, links mit Linksdrehung 3mal umkreist. Die Augen bleiben offen. Abtrocknen!
Der Guß bewährt sich zur Augenkräftigung bei Brillenträgern, bei Augenermüdung durch Lesen und Kopfarbeit.

Der Ohrenguß (Ohreng)

Haltung des Patienten wie beim Gesichtsguß, vornübergebeugt. Die Gießung beginnt hinter dem Ohr mit abgeschwächtem Strahl. Mehrmals umkreist man die Ohrmuschel. In das Innere des Ohrs darf kein Wasser dringen, deshalb Wattebausch in den äußeren Gehörgang! Der Guß bewährt sich beim Blutandrang zum Kopf und zur Unterstützung anderer Behandlungen bei Innenohrerkrankungen.

Der Kopfguß (Kopfg)

Der Oberkörper wird entblößt und dieselbe Haltung eingenommen wie beim Armguß. Der Guß beginnt hinter dem rechten Ohr. Von hier wird der Wasserstrahl an der Haargrenze über den Hinterkopf und am linken Ohr vorbei über die Stirn geführt. Dann Umkreisung des Kopfes bis zum Scheitel in immer engerwerdenden Spiralen. Am Scheitel etwas stehenbleiben und das Wasser gleichmäßig über den Kopf fließen lassen! Dann geht man den gleichen Weg zurück. Länger als 1/2 Minute darf der Kopfguß nicht dauern. Gesicht und Haare sind gut abzutrocknen.
Heilanzeigen (nach ärztlicher Verordnung): Zur Einwirkung auf die Hirndurchblutung. Verboten bei Bluthochdruck und nach Schlaganfall.

Blitzgüsse (Druckstrahlgüsse) (Bl)

Bei »Blitzgüssen« wird der thermische Reiz mit dem mechanischen verbunden. Dazu braucht man einen Gießschlauch mit Blitzgußkopf, ein konisch, sich auf

1/2 cm verengendes, kurzes Metallrohr. Der richtige Druck ist vorhanden, wenn der Strahl in etwa 3 m Entfernung waagerecht auf den Körper trifft. Beim Gießen wird das Mundstück so gehalten, daß der gestreckte Zeigefinger der rechten Hand in der Lage ist, durch Druck auf den Strahl diesen abzuschwächen oder in Sprühregen zu verwandeln. An empfindlichen Körperstellen wird der Strahl abgeschwächt, z. B. über Knochenpartien, am Bauch und in der Nierengegend, über Narben und Krampfadern. Der Blitzguß ist richtig in seiner Stärke, wenn er dem Patienten angenehm ist.
Blitzgüsse werden kalt, im Wechsel und heiß gegeben. Der Wechselblitz ist immer ein einmaliger.

Der Knieblitz (Unterschenkel-Druckstrahlguß) (KnBl)

Der Patient zieht sich völlig aus, hängt sich Bademantel oder eine Decke über den Oberkörper. Der Blitz beginnt mit einem Sprühregen. Der rechte und linke Unterschenkel werden bis in Kniehöhe geblitzt ohne zu verweilen. Der Zwischenwechsel (Verstärkung) erfolgt wie beim gewöhnlichen Knieguß, jedoch mit neuem Ansteigen von unten nach oben. Dann erfolgt das Abpeitschen – auf und ab am Körperteil –, jedoch kein »Anwerfen« des Strahls. Der Patient dreht sich um. Nach einem Sprühregen erfolgt die Beblitzung vorne wie beim Knieguß, wobei die Kniescheibe dreimal umkreist wird. Zur Verstärkung Wiederholung rechts und links. Nach Vierteldrehung des Patienten folgt die einmalige Beblitzung der Außenseite des rechten und linken Unterschenkels und der Innenseite des linken Unterschenkels. Die Füße stehen dabei in Schrittstellung. Auch jetzt erfolgt ein Abpeitschen. Nach Kehrtwendung und in umgekehrter Schrittstellung wird die andere Seite in gleicher Weise abgeblitzt. Zum Schluß läßt sich der Gießer die Fußsohlen entgegenzeigen, so daß auch diese geblitzt werden können. Abschluß der ganzen Anwendung mit Sprühregen.

Der Schenkelblitz (Beindruckstrahlguß) (SBl)

Unter Beginn mit Sprühregen verfährt man wie beim Knieblitz, nur geht man beiderseits bis zur Hüfte hoch wie beim einfachen Schenkelguß. Am Gesäß erfolgen mehrere Kreistouren. Nach Wiederholung der Striche und einem »Quer-Zick-Zack« über das Gesäß erfolgt das Abpeitschen beider Beine. Die Beblitzung vorne erfolgt wie beim Schenkelguß, während die Kniescheiben mehrmals zu umkreisen sind. In der Schrittstellung werden die Seiten der Beine bis zur Hüfte hoch ähnlich wie beim Knieblitz bestrichen. Zum Schluß Abblitzen der Fußsohlen und Sprühregen.
Heilanzeigen: Muskelrheumatismus, Ischias nach Abklingen der akuten Erscheinungen. Auch als Wechselblitz gerne angewandt, ferner als Nachblitz nach Warmbädern. Besonders chronische Ischiasfälle sind ein dankbares Feld für den Schenkelblitz im Anschluß an Heublumenhalbbäder oder Dreiviertelbäder.

Gefäßkrampferscheinungen am Oberschenkel und chronische Gelenkveränderungen, außer entzündlichen, gehören ebenfalls zu den Heilanzeigen. Nicht geeignet sind diese Blitzgüsse bei Venenentzündungen und großen Krampfadern.

Der Rückenblitz (Druckstrahlrückenguß) (RBl)

Die Ausführung erfolgt wie beim Schenkelblitz an der Rückseite des Patienten. Dann läßt man die Herzgegend vom Patienten vorwaschen und geht am rechten Arm hoch wie beim Rückenguß zum Schulterblatt, umkreist dieses 3mal. Abwärtsgang am rechten Arm. Aufwärtsgang am linken Arm bis zum linken Schulterblatt, das ebenfalls 3mal umkreist wird. Abwärtsgang am linken Arm und über das Gesäß zur rechten Rückenhälfte. In senkrechten Strichen vom Gesäß zum Nacken erfolgt nun das Abblitzen der ganzen rechten Rückenhälfte. In gleicher Weise auch die linke Rückenhälfte. Schließlich geht man in Zick-Zack-Linie von unten nach oben über den ganzen Rücken und wieder zurück, dann am linken Bein abwärts zur Ferse. Es folgen Abpeitschen und Sprühregen.

Der Rückenheißblitz

ist eine Sonderform des Rückenblitzes. Er beginnt auf dem großen Gesäßmuskel rechts und steigt in Tannenbaumform bis zur Schulterhöhe, dann abwärts in umgekehrter Strichweise. In der Nierengegend Strahl abschwächen. Auf der linken Seite genauso. Nach diesem heißen Strahl folgt in der Regel keine Kaltanwendung.

Der Vollblitz (Druckstrahlvollguß) (VBl)

Nimmt man zu diesem oben beschriebenen Rückenblitz noch die Vorderseite und die Seitenstellungen hinzu, dann entsteht der Vollblitz.
Nach Kehrtwendung folgen Sprühregen und Abblitzen der Beine vorne bis zur Leistenbeuge. Dann Aufwärtsgang am rechten Arm, dort hinauf zur Brust, die 3mal abgeschwächt zu umkreisen ist. Abwärtsgang am rechten Arm und Wechsel über die Oberschenkel zum linken Arm, dort hinauf zur linken Brust, diese 3mal umkreisen und dann wieder Abwärtsgang am linken Arm. In Schrittstellung begießt man unter Hochhaltenlassen des Armes zuerst die rechte, dann die linke Körperseite bis zur Achselhöhle, indem man an empfindlichen Stellen den Strahl abschwächt. Nach jederseitigem Abpeitschen folgen Beblitzung der Fußsohlen und ein Vollsprühregen über den ganzen Körper, indem man den Patienten sich im Regen drehen läßt.

Heilanzeigen: Fettsucht, Abhärtungsmittel für Gesunde und Prämorbide (Vorkrankheitsstadium). Nachanwendung nach Schwitzbädern. Der Vollblitz ist nicht geeignet bei Arteriosklerose und bei Versagezuständen an Herz und Kreislauf.

Heute werden die Blitzgüsse ebenso wie die einfachen Güsse mehr im Wechsel durchgeführt. Bei allen Wechselblitzen kann die Anwendung angenehmer gestaltet werden, wenn die Kaltbehandlung nach Blitzen der Rück- und Vorderseite unterbrochen wird, dann die Seiten nochmals gründlich warm geblitzt und »beregnet« werden, um erst dann die Seitenstellung kalt zu behandeln.

Die Segment- oder Blitzguß-Massage-Bäder

Diese Bäder beruhen auf der Tatsache, daß man über bestimmte Segmente und Zonen auf bestimmte innere Organe oder Organsysteme einwirken kann (siehe »Zonen oder Segmente«). Sie werden nur auf ärztliche Verordnung in der Woche gewöhnlich zwei- bis dreimal durchgeführt.
Die typischen bisher erprobten Blitzguß-Massage-Bäder, bei denen ein thermischer Reiz mit einem mechanischen segmental einwirkenden gekoppelt wird, sind:

1. Blitzguß-Massage-Bad (BlMBd) »Raute« (s. Abb.)

Die Einwirkung bei diesem Bade erfolgt auf die Organe des kleinen Beckens. Diese sind: die Blase, der Mastdarm, die inneren weiblichen Geschlechtsorgane und beim Manne die Vorsteherdrüse.

Technik: Der Patient nimmt für 5 Minuten ein Kräuter-$^{3}/_{4}$-Bad in einer Temperatur zwischen 37° und 38° C. Dann geht der Patient nach Aussteigen aus dem Bade in die Blitzgußecke und kehrt dem Bademeister den Rücken zu. Dieser bearbeitet mit einem heißen Blitzstrahl, dessen Temperatur je nach der Entfernung zwischen 44° und 46° C liegt, die Raute bis zum Auftreten einer arteriellen aktiven Hyperämie. Dann geht er mit dem heißen Blitzstrahl über das rechte Gesäß zum rechten Hüftknochen und zurück über die Raute zum linken Gesäß bis zum Auftreten einer hellen Rötung. Darauf kehrt der Patient seine Vorderseite dem Bademeister zu. Dieser bearbeitet mit abgeschwächtem Blitzstrahl die beiden geraden Bauchmuskeln so lange, bis eine arterielle aktive Hyperämie auftritt, dann wendet der Patient das rechte Bein nach außen. Sodann wird, unter der Voraussetzung, daß am Bein keinerlei Krampfadern vorhanden sind, die Leistengegend, das Leistendreieck geblitzt, wobei der Patient mit der linken Hand die Schamgegend abdeckt. Nach Bearbeitung der rechten Leistengegend wird in gleicher Weise auch die linke Leistengegend mit abgeschwächtem Strahl bearbeitet. Daraufhin geht der Patient wieder für 5 Minuten in das aufgewärmte Bad zurück (38° bis 39° C), und der Vorgang wird wiederholt. Nach Durchführung des zweimaligen Segmentblitzes ist eine Bettruhe von mindestens zwei Stunden unabdingbar notwendig.

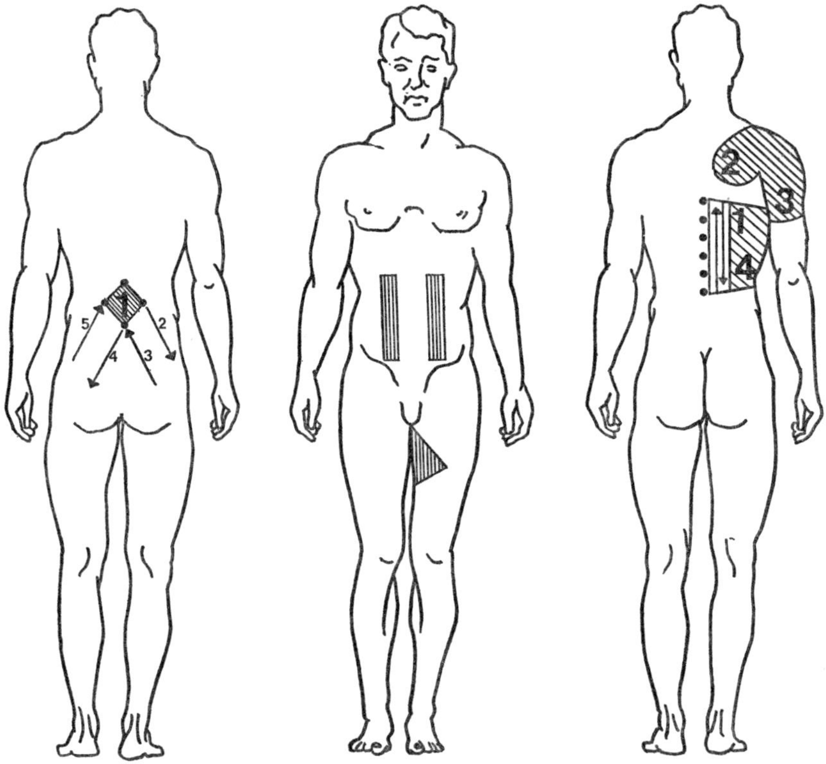

Abb. 23: Blitzguß-Massage-Bad »Raute« hinten vorne

Blitzguß-Massage-Bad »Leber-Galle«

2. Blitzguß-Massage-Bad (BlMBd) »Leber-Galle« (s. Abb.)

Hier erfolgt über die entsprechende Reflexzone die Einwirkung auf die Leber und Gallenblase.

Technik: der Patient steigt für 5 Minuten in ein ³/₄-Kräuter-Bad. Danach geht er in die Blitzgußecke und kehrt dem Bademeister den Rücken zu. Mit dem heißen Blitzstrahl wird jetzt bei dem Patienten der rechte lange Rückenstrecker parallel neben der Wirbelsäule – nicht die Wirbelsäule selbst – etwa in Höhe des 6. bis 12. Brustwirbels bearbeitet (D 6 bis D 12; D = Dornfortsatz). Wenn in diesem Bereich eine arterielle aktive Hyperämie eingetreten ist, geht man auf das rechte Schulterblatt mit dem heißen Blitzstrahl über und von dort auf den rechten Oberarm einschließlich des Dreieckmuskels. Dann dreht der Patient dem Bademeister die rechte Seitenfläche und später sogar die rechte Bauchseite zu.

Beide werden vom Rücken kommend mit abgeschwächtem Heißblitzstrahl bis zur Magengrube bearbeitet, wiederum bis zum Auftreten der hellen Rötung. Tritt diese nicht sogleich ein, wird in gleicher Weise, indem sich der Patient wieder in die Ausgangsstellung zurückdreht, nochmals geblitzt. Danach begibt sich der Patient wieder für 5 Minuten in das auf eine Temperatur von 38° bis 39° C aufgewärmte Bad zurück. Nachdem er in diesem Bad 5 Minuten verweilt hat, wiederholt sich die Blitzguß-Massage.

3. Blitzguß-Massage-Bad (BlMBd) »Magen, Zwölffingerdarm, Bauchspeicheldrüse«

Dieses wirkt entsprechend der Bezeichnung auf diese Organe ein und eignet sich auch zur Schmerzlinderung bei Magengeschwür, wenn keine Blutungsneigung besteht, und bei Diabetes mellitus, der Zuckerkrankheit, wenn diese leidlich kompensiert ist. Im letzteren Fall kann oft eine Senkung des Blutzuckers oder des Insulinbedarfs erreicht werden. Es müßte in einem solchen Fall etwa zwei- bis dreimal wöchentlich wiederholt werden.

Technik: Sie ist ähnlich wie bei dem Blitzguß-Massage-Bad »Leber-Galle«, nur wird in diesem Fall der lange gemeinsame Rückenstrecker in Höhe von Dornfortsatz 6 bis Dornfortsatz 12 (D 6 bis D 12) links neben der Wirbelsäule bearbeitet bis zum Auftreten einer arteriellen aktiven Hyperämie. Dann geht man mit abgeschwächtem Strahl in breitem Keil vom Rücken über die linke Brustkorbseite nach vorne bis zur Magengrube. In diesem Falle darf die Schulterblattgegend links nicht geblitzt werden, da diese ja die Herzzone darstellt und auf diese Weise unangenehme Herzsensationen ausgelöst werden können.

4. Bäder

Kalte Bäder

Von kalten Bädern wird in der Kneippkur reichlich Gebrauch gemacht, insbesondere von Teilbädern. Wie im allgemeinen für Bäder, so gilt auch für die kalten Bäder, daß die Übungswirkung auf den Blutkreislauf im Vordergrund steht. Man kann also auch mit kalten Bädern unter Umständen erhebliche Blutverschiebungen bewirken. Im übrigen wirken kalte Bäder anregend auf den Stoffwechsel und auf das Nervensystem. Auf den Kältereiz reagiert das Gefäßsystem der Haut mit einer aktiv, d. h. vom Körper selbst geleisteten Durchblutung und einer ziemlich lange anhaltenden, selbsttätigen, rhythmischen Erweiterung und Verengerung der Hautgefäße. Diese Wirkung kommt im günstigen Sinne aber nur zustande, wenn der Kältereiz nur kurz, also sekundenlang zur Anwendung kommt. Deshalb dauern die kalten Kneippschen Bäder im allgemeinen nur

10–20–30 Sekunden. Vorübergehend erhöht sich auch der Blutdruck, jedoch kommt es in einer Serie von kalten Teilbädern zur Senkung des Blutdruckes, weil allmählich Spannungen im peripheren Kreislauf abgebaut werden. Die vielen kalten Teilbäder sind ein Charakteristikum der Kneippkur in ihrer kurzen Durchführungsart.
Maßgebend für die Dauer einer kalten Anwendung ist immer das Eintreten der Reaktion, meist verbunden mit einem Gefühl gleichmäßiger Erwärmung.
Die Temperatur der kalten Bäder soll in der Regel 15° C nicht überschreiten. Man nimmt meist brunnenfrisches Wasser. Voraussetzung guter Wirkung ist die vorherige, vollkommene Erwärmung des ganzen Körpers.
Ebenso ist auf die Nacherwärmung durch Bewegung oder Bettruhe größter Wert zu legen.
Die Reaktionsbereitschaft bei kalten Anwendungen ist im allgemeinen morgens größer als nachmittags und abends. Werden größere und kleinere Anwendungen an einem Tage gemacht, so nimmt man die größeren morgens, am besten vom warmen Bett aus, die kleineren nachmittags.
Der Baderaum soll eine angenehm warme Temperatur von 18–22° C haben.

Warme Bäder

Warme Bäder werden in einer Temperatur von 36–38° C gegeben. Die Entspannung im Gefäßsystem unter Anwendung warmer Bäder setzt sich in einer Entspannung und Lockerung der Muskeln und Sehnen fort. Deshalb nimmt man warme Bäder gerne bei Muskelspannung infolge Entzündungen, Lähmungen und bei Gelenkversteifung. Bewegungsübungen im Bad gehen leichter vor sich, auch die Schmerzempfindungen werden gemildert. Man macht sich diese Eigenschaften gerne zunutze zur Unterwassergymnastik und zur Unterwassermassage. Die letztere kann von Hand ausgeführt werden, aber auch durch besondere Unterwassermassageapparate, indem ein Druckstrahl »im Umlaufverfahren« an den Geweben des Körpers massierend einwirkt.
Sonst sind warme Bäder da angebracht, wo das Reaktionsvermögen geschwächt ist, also bei schwacher Herzkraft, vornehmlich im Alter, wenn sowieso keine heißen Bäder mehr vertragen werden.
Bei Erregungszuständen gibt man warme Bäder als Beruhigungsbäder, bei Schilddrüsenüberfunktion kann es sich empfehlen, warme Bäder in der Temperatur absteigend zu geben.
Die gewöhnliche Dauer beträgt 10–15 Minuten, zu Zwecken der Unterwassergymnastik auch länger.
Nach jeder Warmanwendung soll in der Regel anschließend ein kurzer Kaltreiz mittels Waschung oder schneller Abgießung erfolgen.
Ausnahmen: Neigung zu Gefäßkrämpfen oder Koliken und, wenn der Zusatz zum Bad (z. B. Molke) auf der Haut haften bleiben soll.
Alle warmen Bäder dürfen nur im warmen Raum verabreicht werden. Nach allen größeren Bädern ist 1–1½stündige Bettruhe einzuhalten oder, wenn mit

diesen Bädern eine schweißtreibende Wirkung beabsichtigt ist, dann folgt auf das Bad eine Trockenpackung zur Wärmestauung. Erst danach folgt die kühle Nachanwendung.
Warme Bäder werden meistens mit Zusätzen verordnet, von denen in der Kneippkur besonders organische geschätzt sind.

Wechselwarme Bäder

Besteht kein genügendes Wärmegefühl, so muß kalten Anwendungen eine warme vorausgeschickt werden. Zu Gefäßgymnastikzwecken erfolgt der Wechsel 2–3mal hintereinander. Es kommen jedoch fast nur Teilbäder in Betracht.
Bei Wechselbädern, z. B. Fußbädern, bleibt man etwa 5–10 Minuten im warmen Bad (36–38–40° C) – (Abkühlungsfaktor beachten) – und wechselt danach ins kalte von 12–18° C für 10–30 Sekunden. Es ist nicht immer richtig, von nur heiß auf kalt zu wechseln, weil hierbei ein fortdauernder Spannungsreiz auf die Gefäße gesetzt würde. Erst wenn das heiße Bad länger durchgeführt wird und damit mehr die Wärmewirkung zur Geltung kommen läßt, vermindert sich die Spannung (Tonus) der Gefäße, auf die dann der kalte Reiz mit seiner Spannungswirkung sinnvoll folgt. In der Regel wird mit warm begonnen und mit kalt aufgehört, Ausnahme: Neigung zu Gefäßkrämpfen und Koliken, dann Wechsel von warm zu kalt und wieder zu warm.

Heiße Bäder

Man kann heiße Bäder von 38–40° C und sehr heiße von 40–45° C unterscheiden. Je höher die Badetemperatur, desto stärkere Belastung für die Herztätigkeit. Die Herzaktion beschleunigt sich und die Herzkraft kann sich auch leicht erschöpfen. Stoffwechsel und Verbrennungsvorgänge steigern sich, je mehr sich die Badetemperatur von der Hauttemperatur (34° C) entfernt. Mit diesen Vorgängen hängen begreiflicherweise Belastungen zusammen, die namentlich bei größeren Bädern zur Vorsicht mahnen, besonders dann, wenn die Wärmeregulationseinrichtung des Körpers zusammen mit der Kreislaufregulation eine Fehlspannung mit entsprechender krankhafter Blutverschiebung zeitigten. Die hervorstechende Grenze der Belastungen liegt bei 40° C! Aus diesem Grunde sind Menschen mit fehlgespanntem peripherem Kreislauf, z. B. die B-Typen im Sinne Lamperts und Kunzes, zu denen viele Bluthochdruckkranke gehören, besser mit kleinflächig angreifenden Warmreizen, oder noch besser mit reaktiv entspannenden, kurzen Kaltreizen, etwa kalten Teilbädern und Teilgüssen, zu behandeln.
Die gewöhnliche Dauer heißer Bäder beträgt 10–12 Minuten. Bei längerer Dauer erhöht sich, besonders bei größeren Bädern, die Körpertemperatur. Ein künstliches Badefieber kann auftreten. Solche sogenannten hyperthermischen Wasserbäder (Überwärmungsbäder) haben eigene Heilanzeigen, und auf sie folgt meist auch noch eine stundenlange Trockenpackung. Es versteht sich von selbst, daß

derartige Bäder nur von einem besonders geschulten Badepersonal und möglichst im Beisein eines Arztes durchgeführt werden können. Kürzer dauernde Bäder von etwa 3/4 Stunden, aufsteigend in der Temperatur ausgeführt, sind zweckmäßig bei Beginn unklarer Erkältungs- und Infektionskrankheiten. Der individuelle Faktor wie die Gewöhnung ist in jedem Falle streng zu beachten.

Temperaturansteigende Bäder

Meist kommen hier Teilbäder, z. B. ansteigende Fuß-, Arm-, Sitz-, Halbbäder, in Betracht.

Die gewöhnliche Dauer solcher Bäder beträgt 20–30–40 und mehr Minuten, der Temperaturanstieg geht von 34°–40°–42°–44° C (sog. klassisch ansteigendes Bad nach Schweninger-Hauffe). Entscheidend ist, daß die Temperatur nur gradweise und stufenförmig innerhalb der genannten Zeit ansteigt. Der Patient darf kein plötzliches Hitzegefühl empfinden, sonst ist nicht mit der charakteristischen Wirkung zu rechnen. Es muß also der Badediener mit dem Badethermometer den Temperaturanstieg des Bades genau kontrollieren und den Anstieg durch entsprechenden Zulauf heißeren Wassers regulieren. Wo an der Wanne kein eigener Überlauf angebracht ist, muß Wasser von Zeit zu Zeit aus der Wanne abgeschöpft werden. Die Steigerung betrifft also lediglich die Temperatur und nicht die Wassermenge.

Zum Unterschied von diesen in der Temperatur sehr langsam ansteigenden Teilbädern gibt es auch heute häufiger angewendete verkürzt ansteigende. Bei diesen erfolgt der Temperaturanstieg in einer Zeitdauer von 8–10–15 Minuten.

Während die langsam ansteigenden (klassischen) Teilbäder vorwiegend (primär) den venösen Rückfluß zum Herzen fördern und dann erst (sekundär) den arteriellen Zufluß zum Gewebe, ist es bei den verkürzt ansteigenden umgekehrt (Kreis-lauf).

Welche Form der ansteigenden Teilbäder im einzelnen Falle in Frage kommt, hängt von der individuellen Ausgangslage ab. Man frage bei allen Unklarheiten den Arzt.

Bei der Vielheit von Störungen, die mit dem Angina pectoris-Symptom ursächlich verbunden sind, hat man mit jenen Beeinträchtigungen im regulativen Spiel des gestörten Kreislaufmechanismus zu rechnen, die auch ein Versagen dieser Regulationseinrichtung einschließen. Deshalb gilt hier besonders die Regel individuellster Anpassung an die Leistungskraft von Herz und Kreislauf. Jeder Schematismus ist vom Übel. Vielfach empfiehlt es sich, ansteigende Armbäder bei diesen Kranken auch nur einseitig, d. h. zuerst am rechten Arm und unter Umständen beim liegenden Patienten oder halbliegenden Patienten durchzuführen. Plötzliches Auftreten von Herzschnellschlag und Blausucht (Cyanose) gemahnen zum sofortigen Abbruch des Bades. Nur bei guten Kreislaufverhältnissen kann man die gewöhnliche Dauer von 20–30 Minuten einhalten und mit der Temperatur bis zum Schweißausbruch aufsteigen.

Nach Beendigung des Bades folgt unbedingte Ruhe und Einpackung.

Ansteigende Fußbäder können sich zur Schwitzbehandlung eignen bei beginnenden Erkältungs- und Infektionskrankheiten, ferner zur Ischiasbehandlung. Ebenso ansteigende Halbbäder. Ansteigende Sitzbäder in der Behandlung von Blasenentzündungen und -krämpfen, von Nierensteinkoliken. Als *»Fernteilbäder«* am entgegengesetzten Körperteil, z. B. ansteigende Armbäder, sind die Teilbäder bei der Bürgerschen Krankheit (Arterien-Durchblutungsstörung der Beine, meist an einem Beine) zweckmäßig, weil örtliche Anwendungen von Wärme das betroffene Glied nur noch stärker in seine Sauerstoffnot (Blutnot) treiben würden. Umgekehrt sind bei Arteriendurchblutungsstörungen an den oberen Gliedmaßen (Raynaudsche Krankheit) ansteigende Fußbäder am Platze.

Badezusätze

Die Zusätze verstärken die Wasserwirkung um ihre spezifischen Eigenschaften (Gehalt an ätherischen Ölen, Duftstoffen, Kieselsäure, Gerbsäure, Salz usw.). Einige wirken entzündungswidrig, hautreizmildernd, andere anregend. Man verwendet Fertigextrakte am besten.

Heublumen
Wirkung: Blutfüllebetonend, leicht hautreizend, Rheumatismus aller Art.

Fichtennadeln und -zapfen
Wirkung: Leicht hautreizend, Stoffwechselanregung, Auswurf fördernd, Nervenberuhigung.

Baldrian:
Pulverfertig oder Extrakte verwenden bei Schlaflosigkeit, Neurasthenie, »Herzneurose«.

Kamille:
$^1/_2$ kg auf 4–6 Liter Wasser aufbrühen, Aufguß zum Badewasser.
Wirkung: Entzündungswidrig bei Ekzemen, tiefen Höhlenwunden, Fisteln, als Sitzbad bei Unterleibsleiden, Augenbindehautentzündung.

Kalmus:
$^1/_4$ kg auf ein Vollbad bei Skrofulose, Rachitis.

Walnußblätter:
Frisch oder trocken kalt ansetzen und $^3/_4$ Stunde in geschlossenem Gefäß kochen. 1 kg auf ein Vollbad.
Heilanzeigen: Skrofulose, Lymphatismus.

Eichenrinde:
1–3 kg auf ein Vollbad. Zerkleinert mit kaltem Wasser ansetzen und auskochen, Absud zum Bad.
Wirkung: Zusammenziehend bei Frostbeulen, Unterschenkelgeschwüren, Furunkulose, nässenden Ausschlägen, Pemphigus, Weißfluß.

Schachtelhalm (Zinnkraut):
Zu kleineren Bädern nur verwenden, dabei 100 g auf 1 Liter Wasser 1/2 Stunde kochen, zu 30-Liter-Bad zusetzen.
Heilanzeigen: Schlecht heilende Wunden, Unterschenkelgeschwüre, Furunkulose, Blasen-, Unterleibsleiden.

Kleie:
Weizenkleie 1 kg auf ein Vollbad. Kleie nur kurz kochen. Badetemperatur meist nur 30–32° C.
Wirkung: Hautreizmildernd bei Ekzemen, Akne, Schuppenflechte.

Haferstroh:
1–1 1/2 kg gehäckselt mit 4–6 Liter Wasser kalt ansetzen und 1/2 Stunde auskochen, abseihen und zusetzen.
Wirkung: Ähnlich Heublumenbad, nur bei schwächeren und nervösen Patienten zu geben.

Senfmehl:
Für ein Fuß- oder Armbad 20 g mit heißem Wasser von 50° übergießen. Vollbäder werden kaum je gegeben.
Wirkung: Stark hautreizend, nach 5–10 Minuten tritt starkes Brennen auf.

Salz:
Kochsalz oder Staßfurter Salz oder Sole, auf ein Vollbad 4 kg bei schwächer beabsichtigter Wirkung, 8–10 kg für stärkere Bäder.
Wirkung: Hautreizend und blutfüllebetonend. Steigerung der Stickstoffausfuhr und Ausscheidung von Kohlensäure und Wasser.
Heilanzeigen: Blutarmut, Skrofulose, Rachitis, Rekonvaleszenz, Rheumatismus. Nicht geeignet bei Bluthochdruck.

Molkebad:
Molkepulver oder Milchserumpulver wird in entsprechender Menge (auf den käuflichen Packungen angegeben) dem Warmbade zugesetzt. Molke wirkt hautreizmildernd und kommt besonders bei Ekzemen und Hautallergien zur Anwendung.

Holzasche:
Meist mit Salz zusammen zu Teilbädern. Für ein Fußbad eine Doppelhandvoll.
Heilanzeigen: Chron. Kaltfuß, Schlaflosigkeit.
Zusätze für Teilbäder: Von der jeweils angegebenen Menge für Vollbäder nimmt man für Teilbäder entsprechend weniger, z. B. für Halbbäder die Hälfte, für Sitzbäder 1/3, für Fuß- und Armbäder 1/4.

Das kalte Armbad (Ab)

Man nimmt eine genügend große Wanne, in der die Arme bis zur Mitte der Oberarme eingetaucht werden können, stellt die Wanne auf einen Tisch oder überhohen Stuhl. Das Bad kann auch im Stehen genommen werden. Temperatur zwischen 8° und 18° C je nach ärztlicher Angabe. Arme langsam eintauchen, Sekunden abzählen lassen!
Nach dem Bad Hände abtrocknen, Arme nur abstreifen und weiter die Bekleidung vervollständigen! Nun folgt Bewegung unter Armschwenkung, oder im Sitzen, Hin- und Herpendeln der Arme. Bei Bettlägerigen Arme einpacken. Die Anwendung kann mehrmals am Tag gemacht werden. In der Kneippkur meist nachmittags zwischen 3–4 Uhr.

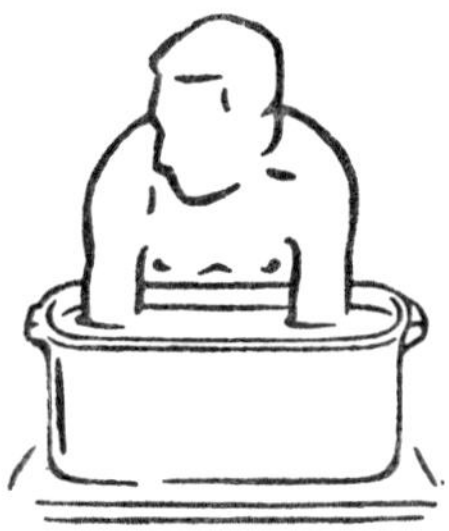

Abb. 24: Armbad

Heilanzeigen: Infolge der reflektorischen Beziehungen der Haut der Arme zu den Organen des Brustraumes (bes. Herz und Lunge) Einwirkung auf diese.
Kalte Armbäder (10–30 Sekunden) beruhigen das nervöse Herz besonders bei Mitbeteiligung der Schilddrüse und tonisieren den Herzmuskel.
Warme Armbäder (36°–38° C, 5–10 Minuten) beruhigen und entkrampfen. Sie werden daher angewandt bei krampfförmigen Herzbeschwerden, Asthma bronchiale, Speiseröhrenkrämpfen und bei Schreibkrampf.
Temperaturansteigendes Armbad:
siehe: Temperaturansteigende Bäder.
Wechselarmbad:
siehe: Wechselbäder.

Das Augenbad (Augenb)

Wird kalt und warm genommen. Das ganze Gesicht wird kurz in die Schüssel getaucht, im Wasser Augen mehrmals öffnen und schließen. Mehrmals eintauchen. Zusätze: Kamille, Fenchel. Nachher nicht sofort an die kalte Luft gehen lassen!
Heilanzeigen: Für kühle Bäder: Erfrischung und Stärkung des Sehapparates; für warme Bäder: akute und chronische Augenbindehautentzündung, Fremdkörperreiz, Gerstenkorn, Lidrandentzündungen (Vorsicht bei Netzhautablösung und grünem Star-Glaukom!).

Das kalte Fußbad (Fb)

Temperatur bis 15° C, 15 Sekunden bis 2 Minuten, bis die Füße dem Badenden warm vorkommen oder bis zum Erscheinen einer schneidend schmerzhaften Empfindung. Nachher Wasser mit den Händen abstreifen, ankleiden und für Wiedererwärmung durch Bewegung oder Bettruhe sorgen.
Heilanzeigen: Fußmüdigkeit, Kopfkongestionen, Nasenbluten (möglichst kalt mehrere Minuten), Verstopfung.
Nicht geeignet bei: Blutarmut des Gehirns, Neigung zu Krämpfen, Blasenleiden.

Das warme Fußbad

Temperatur 36°–38° C, gewöhnlich 15 Minuten. Zusätze: Salz, Asche und Salz, Haferstroh, Heublumen-, Kamillen-, Zinnkrautabkochungen, Senfmehl. Danach kalte Anwendungen, Abgießen kurz oder Fußbad kurz.

Das heiße Fußbad

Wird in gleicher Weise wie das warme genommen, nur bei Temperatur von 38°–40°–42° C, 10–15 Minuten.
Heilanzeigen: Für warme und heiße Fußbäder: Im Beginn der Abhärtungsbehandlung, bei Schlaflosigkeit, wenn kalte Füße Schlaf hindern. Örtliche Entzündungen, Entzündungen der Beckenorgane, der Blase, chronische Nierenentzündung. Ableitung bei Entzündungen des Rachens, Kehlkopfes, Halses, Ohren. Senk- und Spreizfußbeschwerden in Verbindung mit Wechselbädern, Massagen, Fußübungen. Sehnenscheidenentzündung.
Nicht geeignet bei: Bluthochdruck. Zu heiß genommen, wirken die Bäder bei Übererregten und blutfülligen Menschen eher schädlich.

Das temperaturansteigende Fußbad (a. Fb)

Technik siehe unter Einleitung zu diesem Abschnitt.
Heilanzeigen: Zu Beginn von Erkältungskrankheiten. Bei Rachenentzündungen, Bronchialkatarrhen, Asthma bronchiale, bei örtlichen rheumatischen Veränderungen, Ischias, Gefäßkrämpfen. Bei anfallsweisem Hinken und arteriellen Durchblutungsstörungen, die meist an einem Bein vorkommen, Durchführung des Bades am gesunden Bein (nur auf ärztliche Anordnung).

Das Wechselfußbad (WeFb)

Hierzu benötigt man 2 Fußwannen oder sehr breite Eimer, in denen das Wasser bis über die Waden reichen soll. 5–10 Minuten, 36°–38°–40° C, dann 8–10–30 Sekunden ins kalte Bad, 2–3mal wechseln. Mit kalt aufhören.

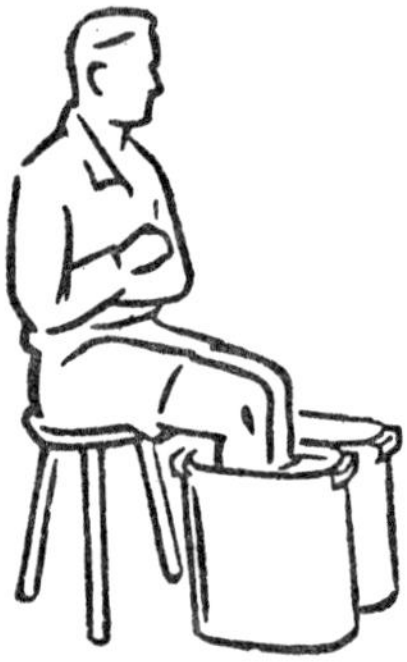

Abb. 25: Wechselfußbad

Heilanzeigen: Chron. Kaltfuß, Kopfschmerzen, Kopfkongestionen, zur Übungsbehandlung bei Blutverteilungsstörungen, Schlaflosigkeit, Bluthochdruck.

Das kalte Sitzbad (Szb)

Temperatur 15°–18° C, Dauer 6–10 Sekunden. Das Wasser soll bis zur Nabelhöhe reichen. Nachher Wiedererwärmung durch Bewegung oder ins warme Bett gehen.
Heilanzeigen: Chron. Verstopfung, Hämorrhoiden, Schlaflosigkeit (auch nachts vom Bett aus ausführbar). Nach dem Bade evtl. Gummiwärmeflasche auf den Leib legen.

Das warme Sitzbad

Temperatur 36°–38°–40° C und höher (Abkühlungsfaktor beachten!), Dauer 10–20 Minuten. Der Patient entkleidet sich völlig und bekommt ein Bänkchen unter seine Füße gestellt. Über Patient und Bad werden Badelaken und Wolldecken gelegt. Mit kalten Füßen nie ein Sitzbad nehmen, sondern zuerst die Füße erwärmen! Zum Schluß kalte Waschung oder Abgießung.
Heilanzeigen: Unterleibserkrankung, Periodenbeschwerden, Schlaflosigkeit.

Das heiße Sitzbad

Ausführung wie beim warmen Sitzbad. Temperatur 40°–44° C, Dauer 10–15 Minuten.
Heilanzeigen: Darm- und Nierenkoliken, Periodenbeschwerden, verringerte oder fehlende Periode, Erkrankung der Unterleibsorgane, wenn kein Fieber mehr besteht. Bei krampfartigen Beschwerden geht man ohne kalte Nachanwendung ins Bett!

Das temperaturansteigende Sitzbad (a. Szb)

Ausführung wie bei ansteigenden Teilbädern, Temperaturanstieg von 36°–42° C, 20–25 Minuten. Einpackung wie bei warmen und heißen Sitzbädern. In einer gewöhnlichen Sitzwanne ist Wasser von Zeit zu Zeit abzuschöpfen.
Heilanzeigen: Krampfartige Erscheinungen an den Harnorganen, zur Unterstützung bei abgangsfähigen Harnleitersteinen. Periodenbeschwerden, verringerte oder fehlende Periode.

Das Wechselsitzbad (WeSzb)

Die Ausführung ist wie bei Wechselfußbädern, nur werden 2 Sitzwannen benötigt, Wechsel 1–2 mal.
Heilanzeigen: Schwächung der Darmtätigkeit, bei Senkungsbeschwerden der Leibesorgane, Blähbauch, chron. Verstopfung, Fettsucht.

Das kalte Halbbad (H)

Temperatur 12°–18° C, Dauer 6–12 Sekunden. Körper langsam eintauchen, dabei zuerst das Gesäß auf die Fersen setzen, dann Beine ausstrecken. Wiedererwärmung im Bett oder nach Wiederanziehen durch Bewegung.

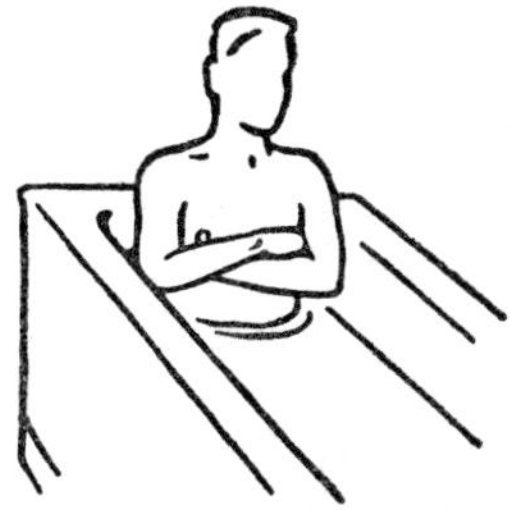

Abb. 26: Halbbad

Heilanzeigen: Verstopfung, sex. Neurasthenie, Basedow, nervöse Herzstörung, Kopfkongestionen, Schlaflosigkeit, bei Blähbauch und Senkungserscheinungen der Leibesorgane, ferner zur Abhärtung und Kreislaufübungsbehandlung. Nicht geeignet bei: Darmentzündungen, Darmbluten, Durchfällen, Blasenentzündungen, Unterleibsentzündungen, Erkältungen.

Das warme Halbbad

Temperatur 36°–38° C und höher (Abkühlungsfaktor beachten!), Dauer 10–15 Minuten. Nach dem Bade kalte Abwaschung oder Schenkelguß. Man gibt das Bad bei Personen, die keine Vollbäder vertragen oder als Vorerwärmungsbad vor kalten Anwendungen. Nach dem Bade Bettruhe.

Das heiße Halbbad

Ausführung des Bades mit höherer Temperatur, auch an Stelle des heißen Vollbades.
Heilanzeigen für warme Halbbäder: Als schweißtreibendes Mittel bei Beginn von fieberhaften Krankheitszuständen. Zum Schwitzen mit nachfolgender Trockenpackung. Als schlafförderndes Mittel, evtl. mit Baldrianzusatz bei 34°–36° C und flächenhafter Absprühung mit Temperatur 22°–25° C. Für heiße Halbbäder: zum Schwitzen bei beginnenden Erkältungskrankheiten.

Eine Sonderform des heißen Halbbades ist:

Das modifizierte Japanbad

Es ist ein Kräuter-Halb- bis Zweidrittelbad. Temperatur 41°–43°–45°–47° C. Vor diesem Bade braust man heiß, oder man übergießt sich im Bade mit einer Schöpfkelle den Oberkörper. Dauer des Bades: 3–5 Minuten. Zunächst sitzt man nur. Hände und Unterarme werden aufgestützt und mit eingetaucht. Zuletzt lehnt man sich langsam zurück, so daß der ganze Körper mit heißem Wasser überspült wird. Nach dem Abtrocknen werden 1–2 Stunden Bettruhe eingehalten. Nichtgesunde dürfen das Bad nie ohne ärztliche Verordnung nehmen.

Das temperaturansteigende Halbbad (a. H)

Technik wie bei ansteigenden Teilbädern, zumeist als schweißtreibendes Bad bei Gelenkrheumatismus und sonstigen Erkrankungen, bei denen Schwitzen erforderlich ist. Krampflösung bei abgangsfähigen Nierensteinen. Periodenbeschwerden.

Das Bürstenhalbbad

Temperatur 34°–37° C, Dauer 5–15 Minuten. Im Bade wird der Patient mit Badebürsten abgebürstet, bis starke Hautrötung vorhanden ist. Zum Schluß kühle Waschung oder Trockenpackung.
Heilanzeigen: Drüsenstörungen, Blutunterdruck, Rekonvaleszenz, Übungsbehandlung bei Herz- und Kreislaufstörung.
Nicht geeignet bei: Hautentzündung, Bluthochdruck.

Das Dreiviertelbad (3/4 Bd)

Das Bad ist ein Mittelding zwischen Halb- und Vollbad und wird verordnet, um den Wasserdruckreiz der Vollbäder (hydrostatischer Druck) herunterzusetzen und dem Patienten eine bessere Möglichkeit des Aufsitzens im Bade gegenüber Vollbädern zu geben. Daher kann man es bei älteren und schwächeren Patienten verordnen. Es wird zu den verschiedenen Zwecken wie bei Halbbädern angegeben angewandt.

Das kalte Vollbad (Vb)

Vor Hineinsetzen in das Bad wäscht man dem Patienten Brust und Rücken vor, läßt ihn dann langsam eintauchen bis das Bad zum Halse reicht. Temperatur 15°–20°–25° C, Dauer bis 10 Sekunden. Das Bad wird angewandt zur Abhärtung und bei Fettsucht.

Das warme Vollbad

Temperatur 36°–38° C und höher (Abkühlungsfaktor beachten!), Dauer je nach Zweck 5–20 Minuten. Als Dauerbad bei nicht zu hoher Temperatur für Geisteskranke durch mehrere Stunden.
Heilanzeigen: Nervöse Unruhe, Schlaflosigkeit, jedoch meist nicht abends und auch je nach Konstitution, bzw. Verträglichkeit. Gelenkrheumatismus, Ischias. Bei Durchliegen, schweren Verbrennungen. Mit Zusatz von Kleie und Molke bei Ekzemen.

Das Unterwasser-Massage-Vollbad (UWMVb)

Bei chron. rheumatischen Muskel- und Gelenkveränderungen wird der Patient unter Wasser von Hand massiert oder mit Druckstrahlguß (Blitzgußschlauch unter Wasser oder eigene Apparatur) vom Wasserstrahl massiert. Die Mündung wird etwas entfernt von der Haut gehalten.

Das heiße Vollbad

Temperatur 38°–40°–42° C. Besser ist es, am Anfang die Temperatur niedriger zu halten und dann heißes Wasser nachlaufen zu lassen. Dauer 10–15 Minuten.
Heilanzeigen: Einleitung von Schwitzmaßnahmen bei bestehender Verträglichkeit, nachher Trockenpackung. Rheumatische Leiden. Nierenleiden.
Nicht geeignet bei: Kreislaufstörungen, Bluthochdruck und Versagezuständen des Herzens.

5. Zusammengesetzte Anwendungen aus Teilbädern und Güssen

Kombinierte Anwendungen dieser Art sind in den heutigen Kneippkuren recht häufig. Z. B. warmes Fußbad mit und ohne Zusatz, gefolgt von kaltem Knieguß oder Schenkelguß, evtl. auch größeren Güssen. Der Sinn derartiger Maßnahmen ist, daß wir unter allen Umständen mit der warmen Voranwendung günstige Voraussetzungen für die reaktive Verarbeitung des nachfolgenden Kaltgusses erreichen wollen. Kurzschreibung: Fb / Hbl / Kn oder S, oder Ug.
Andere Kombinationen: Warmes Armbad und nachfolgender kühler Armguß, z. B. Ab / Rosmarin / Ag. Oder warmes Halbbad und nachfolgender Schenkelguß oder Unterguß, z. B. H / Hbl / S oder Ug. Oder warmes Sitzbad und nachfolgender Schenkelguß oder Unterguß, z. B. Szd / Zinnkraut / S oder Ug.
Blitzgußmassagebad (siehe unter Die Segment- oder Blitzguß-Massage-Bäder)

6. Dämpfe

Bei Dämpfen im Sinne Kneipps wird Wasser in Form des Dampfes auf einzelne Teile des Körpers oder wie beim Volldampf auf den ganzen Körper geleitet. Charakteristisch für die Kneippschen Dämpfe ist, daß diese mit einfachen Behelfsmitteln herstellbar sind. Teildämpfe sind besonders für Kranke geeignet, sie lassen sich auch im kleinsten Haushalt durchführen. Dampfduschanwendungen setzen eine entsprechende Apparatur voraus. Sie werden besonders gebraucht zur Einwirkung auf verhärtete Muskel- und Bindegewebe.
Die Dauer der Dampfanwendungen beträgt gewöhnlich 15–20 Minuten. Nach allen Dampfanwendungen folgt ein kühle Nachanwendung, Waschung oder Abgießung. Man geht am besten anschließend ins Bett oder soll, bevor man ins Freie geht, sich noch mindestens eine halbe Stunde in den Baderäumen aufhalten. Bei Volldämpfen ist natürlich die Leistungfähigkeit des Kreislaufs zu beachten.

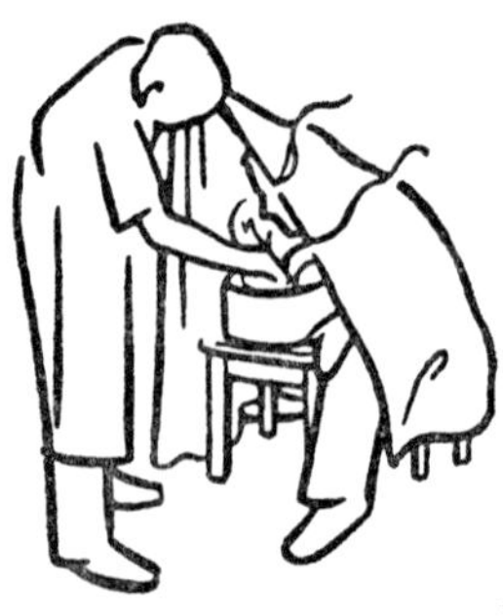

Abb. 27: Kopfdampf

Der Kopfdampf (Kd)

Ein mehr breiter als hoher Topf mit Kräuterabsud (Kamille, Salbei, Heublumen) wird auf einen Hocker oder Stuhl gestellt. Der Kranke setzt sich davor, hält die Hände auf den Hockerrand. Dann wird er mit Leinentuch und Wolldecke dicht überdeckt. Das Zurückschieben des Topfdeckels zwecks Freigabe des Dampfes überläßt man am besten dem Patienten. Man kann auch über die Öffnung noch ein Handtuch legen, das der Patient je nach Empfindlichkeit lüftet.
Damit der Patient nicht bei Schwächezuständen mit dem Gesicht in den Topf mit heißem Wasser fällt, kommt auf diesen ein Latten-, nicht Metallrost – oder eine ähnliche Schutzvorrichtung.
Hat man einen Holzrost zur Hand, so legt man diesen über die Öffnung des Topfes.
Heilanzeigen: Schnupfen, Nasen-Nebenhöhlenerkrankung, Kehlkopfschleimhautentzündung, Bronchialkatarrhe.

Der Fußdampf (Fd)

Man breitet auf einem Stuhl Wolldecke und Badelaken aus, mit entblößtem Unterkörper setzt sich der Patient darauf. Als Dampfquelle benutzt man das gleiche Gefäß wie beim Kopfdampf. Feste Eindeckung ringsum ist notwendig, nachdem der Patient seine Füße auf einen Holzrost über der Deckelöffnung aufsetzt.
Heilanzeigen: Beginnende Erkältungskrankheiten, Rheumatische örtliche Veränderungen. Kopfkongestionen. Bei Schweißfüßen in Verbindung mit Kaltanwendungen.

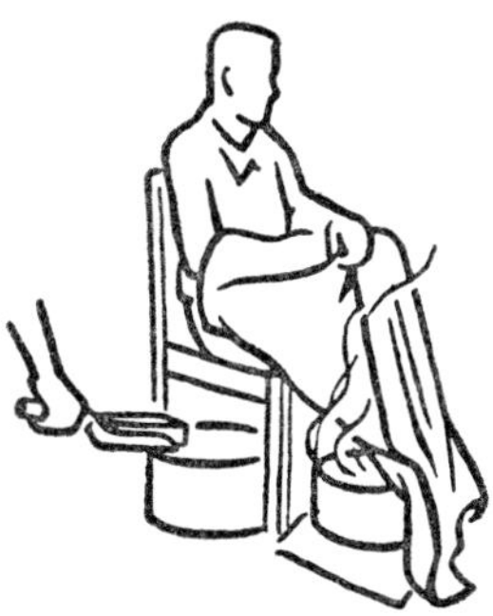

Abb. 28: Unterleibsdampf

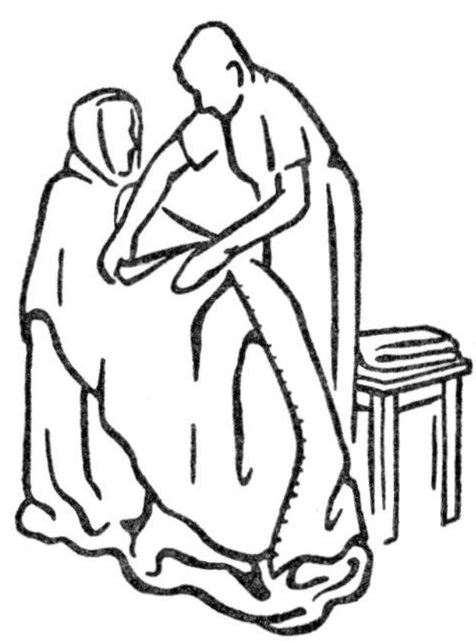

Abb. 29: Volldampf beim Zupacken

Der Unterleibs- oder Gesäßdampf (Ud)

In Benutzung kommt ein Leibstuhl oder Stuhl mit durchlöchertem Sitz. Zu achten ist darauf, daß der Patient nicht unmittelbar auf dem Stuhl sitzt, sondern daß ihm ein gefaltetes Handtuch ringsum untergeschoben wird. Sonst verfährt man wie beim Fußdampf, nimmt aber 2 Dampftöpfe, den einen unter die Füße, den anderen unter den Stuhl. Die Bedeckung erfolgt mit Badelaken und Wolldecken um den Stuhl herum, in der Körpermitte dicht abschließend. Nach einiger Zeit kann man einen heißen Ziegelstein einlegen, was sehr langsam zu geschehen hat. Der Dampf wird dann erneut sehr stark hervorgerufen.
Heilanzeigen: Unterleibsleiden, Blasenschwäche, Harnverhaltung bei Vorsteherdrüsenvergrößerung, Vorsteherdrüsenentzündung, Nierenkolik, Darmkolik. Mit nachfolgender Bettschwitzpackung bei Erkältungskrankheiten.

Der Volldampf (Vd)

Man benutzt 2 Dampftöpfe wie beim Unterleibsdampf. Die Eindeckung in Badelaken und Wolldecken geht bis zum Hals, den ganzen Stuhl einschließlich Patient umfassend. Den Kopf umhüllt man noch mit einem Handtuch.
Heilanzeigen: Alle Anzeigen der gewöhnlichen Schwitzbäder.

Dämpfe auf einzelne kranke Stellen

Beim Ohrendampf kann man eine gewöhnliche Kaffeekanne oder beheizbaren Teekessel nehmen. Über den Ausguß stülpt man einen Trichter oder ein Rohr, durch die der Dampf auf das Erkrankungsgebiet zu richten ist. Sonst benutzt man den »Bronchitiskessel«.
Der Ohrendampf wird heute nur noch selten und dann auf ärztliche Anordnung durchgeführt.

Die Sauna in der Kneippkur

Wenn auch die Sauna im allgemeinen erst nach dem letzten Kriege in die Kneippkur eingebaut wurde, so erfreut sie sich heute mit Recht großer Beliebtheit. Wenn sie vernünftig verwendet wird, kann sie auch im Rahmen der Kneippkur von hohem Wert sein. Sie dient besonders der Kräftigung und Leistungssteigerung des Kreislaufes und damit der Gesundung des Gesamtorganismus. Sie stellt einen starken Reizwechsel zwischen heißer Luft und kaltem Wasser dar. Im Rahmen einer Kur sollte sie nur vom Arzt in den Kurplan eingebaut werden. Nur dieser kann entscheiden, ob der Reiz verträglich ist oder nicht. Kranke dürfen auch außerhalb der Kur nur auf ärztliche Verordnung Saunabäder nehmen, ebenso Menschen, die nicht schwitzen können.
Was ist nun das Wesen der Sauna? Sie ist ein Heißluftbad mit Dampfluftstößen

im Wechsel mit kaltem Wasser. Sie ist kein Dampfschwitzbad, auch keine Art Schwitzkasten, sondern ein Heißluftbad mit geringem Feuchtigkeitsgehalt der Luft, worin der ganze unbekleidete Mensch einbezogen ist. Der Feuchtigkeitsgehalt der Luft soll bei einer Temperatur von 85°–100° C nicht über 15% hinausgehen. Durch die Wasseraufgüsse erhöht sich der Feuchtigkeitsgehalt kurzfristig auf 50–60%. Die Hitze muß aber so groß sein, daß die vermehrte Feuchtigkeit innerhalb kürzester Zeit von den Holzwänden – Kacheln sind Unsinn – aufgesogen wird und der Feuchtigkeitsgehalt wieder zum Ausgangswert zurückkehrt.

Was ist beim Saunabad zu beachten? Man muß am Körper trocken und mit warmen Füßen in die Sauna gehen. Wenn daher eine vorhergehende Reinigung des Körpers notwendig ist, dann muß man sich nach dieser vollständig trocken reiben, und wenn notwendig durch ein warmes Fußbad die Füße erwärmen. In der Sauna müssen Ruhe und Besinnlichkeit herrschen, keine aufregenden Gespräche oder Auseinandersetzungen. Zuerst nur 10–15 Minuten auf der untersten der drei übereinander treppenartig aufsteigenden Stufenbänke ruhig sitzen und durch die Nase ein- und ausatmen. Man setzt sich aus Gründen der Sauberkeit auf ein Handtuch, das den Schweiß aufsaugen soll. Das Sitzen soll mit nach vornübergebeugtem Oberkörper erfolgen, wobei dieser auf die Arme gestützt sein soll, die mit den Unterarmen auf den angezogenen Knien ruhen. Menschen mit blassem Gesicht und Neigung zu Blutleere im Gehirn (Ohnmachtsneigung) sollen von vornherein liegen mit leicht erhöhtem Kopf (Kopfstütze benutzen) und angezogenen Knien zur Entspannung der Bauchdecke. Dagegen sollen Menschen mit Blutandrang zum Kopf nur sitzen. Starke körperliche Bewegungen sowie Massage sind im Saunaraum unangebracht. Es ist überhaupt fraglich, ob man die Sauna zweckmäßig mit der Massage verbinden soll. Wohl kann man die Saunawirkung durch Schlagen der Haut mit Birkenreisern verstärken. Nach Ablauf der Saunabadezeit (10–15 Minuten), wobei nicht immer ein ausgiebiger Schweißausbruch aufgetreten sein muß, folgt die Abkühlung, die von unschätzbarem Wert ist.

Wenn es sich um kreislaufgesunde Menschen handelt, wird der schroffe Gegensatz zwischen der heißen Luft und dem Wassereintauchen in ein kaltes Gewässer (See oder Fluß) oder Tauchbecken oder kalter Vollguß u. a. – als wohltuend empfunden. Es sollte aber immer der ganze Kopf mit abgekühlt werden oder wenigstens die Warzenfortsätze hinter dem Ohr kalt begossen werden. Bei kreislauflabilen Menschen muß die Abkühlung feiner gestuft durchgeführt werden, evtl. von warmer Brause allmählich zur kalten übergehen. Nicht vergessen darf man, daß auch die Atemwege abgekühlt werden müssen. Daher ist tiefes Einatmen in frischer Luft nach der Wasserabkühlung zu empfehlen. Ein starres Schema läßt sich auch bei der Sauna nicht anwenden. Vor dem Wiedereintreten in den Saunaraum trockne man sich gut ab und sorge für warme Füße.

Der zweite Saunagang verläuft ähnlich wie der erste. Man hüte sich vor zu langem Aufenthalt in der Sauna. Abschließend ist es ratsam, eine halbe Stunde bis eine Stunde zu ruhen. Im allgemeinen werden nur zwei bis drei Saunagänge durchgeführt.

7. Kleine Abhärtungsübungen

Hierzu zählen das Barfußgehen in Sandalen, das Wassertreten, das Tautreten, das Gehen im nassen Grase und das Schneegehen.
Barfußgehen in Sandalen ist besonders in der Sommerzeit in den Kneippkurorten üblich. Die stiefmütterliche Behandlung, die der Mensch seinen Füßen durch den Zwang der Fußbekleidung zukommen läßt, kann wenigstens während der Kurzeit ausgesetzt werden. Man beobachtet fast bei jedem Kurgast, daß er sich die Annehmlichkeit des Barfußgehens in Sandalen alsbald nach Beginn der Kur verschafft. Manche kalten Füße wurden allein durch diese Maßnahme zum Schwinden gebracht. Die Füße härten sich ab und die Durchblutung normalisiert sich. Viele könnten diese Gewohnheit auch während der Arbeit im Garten zu ihrem eigenen Nutzen annehmen, ebenso bei dem Aufenthalt im Hause. Sandalen lassen sich auch mit Fußstützen herstellen, und in den Kneippkurorten hat sich bezeichnenderweise eine beachtliche Industrie für diese Fußbekleidung entwickelt.

Das Wassertreten (Wt)

Zu Hause läßt man eine Badewanne halbvoll laufen oder man benutzt eine geeignete Stelle in einem Bache oder Teiche, in der man nach Entblößung der Unterschenkel einige Zeit, meist 10–30–60 Sekunden, schließlich bis 1–2 Minuten, hin und her geht. Beim Gehen werden jeweils die Füße im Sinne eines Stampfens vorwärtsbewegt. Die ganze Dauer der Anwendung muß sich immer nach dem Wohlbefinden richten, d. h. bis die zuerst auftretende Kälteempfindung einem Wärmegefühl Platz macht. Dann geht man sofort aus dem Wasser, streift die groben Tropfen von Unterschenkel und Füßen ab, zieht trockene Strümpfe an und hat dabei die angenehmste Empfindung, die sich denken läßt. In den Kneippkurorten sind eigens Wassertretstellen eingerichtet, an denen auch Anlagen für Armbäder noch mit aufgebaut sind. Man soll jedoch nie beide Anwendungen, also Wassertreten und Armbad hintereinander nehmen, sondern mindestens 1–1½ Stunden Zwischenraum einlegen. Das Armbad soll wie das Wassertreten nur auf ärztliche Anordnung durchgeführt werden. Das Wassertreten dient hauptsächlich der Abhärtung. Es leitet gut nach den Füßen ab, wodurch es zu einem guten Mittel bei manchen Arten von Kopfschmerzen und Kopfkongestionen bei Bluthochdruck wird.

Das Tautreten, Gehen im nassen Grase

Dauer 3–5 Minuten. Nachher unbedingt trockene Strümpfe anziehen und zur Wiedererwärmung schnelles Gehen! Die Wirkung ist ähnlich wie beim Wassertreten, vielleicht noch etwas stärker.

Das Schneegehen

Nur frisch gefallener weicher Schnee ist dazu benutzbar. Im Hause entblößt man seine Füße und läuft rasch draußen einige Sekunden im Schnee, dann wieder in die warme Stube zurück. Dort reibt man Füße und Unterschenkel trocken, zieht die Strümpfe wieder an und macht Gehbewegungen. Selbst bei kalten Füßen vermag der starke Temperaturunterschied noch eine Reaktion zu bewirken.
Für alle genannten Anwendungen ergibt sich deren Anzeige zur Abhärtung der Füße, zur Zirkulationsanregung bei träger Blutzirkulation in den unteren Gliedmaßen. Ableitend wirken diese Maßnahmen auf Oberkörper und Kopf.

Das Schwimmen in der Kneippkur

In den letzten Jahren sind in vielen Kneippkurorten Frei- und Hallenschwimmbäder entstanden. Zahlreiche Krankenanstalten, Sanatorien und Kurheime haben Hallenschwimmbäder eingerichtet. Diese können eine sinnvolle Ergänzung zur Kneippkur sein, aber auch ernste Gefahren bedeuten. Wenn auch das Schwimmen wohl zu den gesündesten Sportarten gehört, so ist doch jeder Fehleinsatz und jede Übertreibung gefährlich. Das gilt besonders im Rahmen der Kneippkur. Die differenziert abgestuften Kneippanwendungen dürfen nicht in ihrer Wirksamkeit durch nicht richtig eingeplantes Schwimmen gestört werden; denn sonst entsteht anstatt des gesundheitlichen Gewinnes nur Schaden.
Deshalb sollte das Schwimmen unbedingt vom Kurarzt in den Kurplan richtig eingebaut werden. Vor allem beachte man, daß zwischen der vorausgegangenen und der folgenden Kneippanwendung und dem Schwimmen mindestens zwei Stunden Zwischenpause liegen sollen.

Die gebräuchlichsten Abkürzungen für die Anwendungen

Waschungen:

Okw = Oberkörperwaschung
Ukw = Unterkörperwaschung
Gw = Ganzwaschung
Okw/Essigw = Oberkörperwaschung mit Essigwasser

Güsse:

Kn = Knieguß
S = Schenkelguß
Ug = Unterguß
R = Rückenguß
O = Oberguß
Ag = Armguß
verl. Ag = verlängerter Armguß
Ng = Nackenguß
Kg = Kopfguß
V = Vollguß
Bl = Blitzguß
Knbl = Knieblitz
SBl = Schenkelblitz
VBl = Vollblitz
We = Wechselanwendung
WeKn = Wechselknieguß 2 × wechseln
WeS = Wechselschenkelguß 2 × wechseln
WeO = Wechseloberguß usw. 2 × wechseln
WeSBl = Wechselschenkelblitz
Heißbl. R = heißer Rückenblitz mit Regendusche
Rhbl = Rückenheißblitz

Bäder:

Fb = Fußbad
WeFb = Wechselfußbad
a. Fb = temperaturanst. Fußbad
Ab = Armbad
WeAb = Wechselarmbad
a. A = temperaturanst. Armbad
Szb = Sitzbad
WeSzb = Wechselsitzbad
H = Halbbad
a. H = temperaturanst. Halbbad
Vb = Vollbad; Vb/Hbl = Vollbad mit Heublumen usw.
WeVb = Wechselvollbad
a. Vb = temperaturanst. Vollbad
BlMBd = Blitzguß-Massagebad

Wickel:

Fw = Fußwickel
Ww = Wadenwickel
FWw = Fußwadenwickel oder Unterschenkelwickel
NS = Nasse Strümpfe
Aw = Armwickel
Hw = Halswickel
Bw = Brustwickel
Sh = Schal
Lw = Lendenwickel
Kw = Kurzwickel
Ua = Unteraufschläger
Oa = Oberaufschläger
Afl = Auflage; Leibafl/Essigw = Leibauflage mit Essigwasser
Lehmpfl = Lehmpflast. od. Lehmauflage
Uw = Unterwickel (3/4-Packung)
Ganzw = Ganzwickel
Hs = Heusack
SpM = Spanischer Mantel
Nhd = Nasses Hemd
Shd = Salzwasserhemd
Lhd = Lehmwasserhemd
LehmW = Lehmwickel
Hhd = Heublumenhemd

Dämpfe:

Kd = Kopfdampf; Kd/Ka = Kamillen-Kopfdampf
Ud = Unterleibsdampf

Fd = Fußdampf
Od = Ohrendampf
Vd = Volldampf

Zusätze:

Hbl = Heublumen
Ha = Haferstroh
Fi = Fichtennadeln u. Zapfen
Zi = Zinnkraut
Ka = Kamillen
Mo = Molke
Tpf = Topfen (Quark, Zieger)
Essigw = 2/3 Wasser, 1/3 Essig
Lehmw = Lehmwasser

Sonstiges:

Wt = Wassergehen, Wassertreten
Vb/Hbl Wschg. = Vollbad/Heublumen mit Waschung
Vb/Hbl u. V. = Vollbad/Heublumen mit kurzer Abgießung
Vb/Hbl. S. Ag = Vollbad/Heublumen mit kurzer Schenkel- u. Armabgießung, Waschung der übrigen Teile
Vb/Hbl Trp = Vollbad/Heubl. mit nachfolgender Trockenpckg.
Trb = Trockenbürsten

Die Heilkräuter in der Kneippkur

Unter ärztlichen Gesichtspunkten erscheint es als verantwortungslos, wollte man von der naturgemäßen Behandlung die arzneiliche ausschließen. Von Kneipp ist bekannt, daß er der Heilkräuterbehandlung seine vollste Aufmerksamkeit widmete, in gleicher Weise, wie er die Hydrotherapie gepflegt hat. Damit bejahte er im Gegensatz zu seinem großen Vorgänger, Vinzenz Prießnitz, prinzipiell den arzneilichen Reiz als Heilfaktor. Das muß deshalb betont werden, weil man in Laienkreisen gerne mit dem Wort Arznei den Begriff Gift koppelt. Man meint, in der Naturheilkunde dürfe man nur »natürliche« Heilmittel verwenden und faßt hierunter vor allem die Mittel der organischen Natur. Die nicht organischen bezeichnet man zu gerne als »Gift«. Aber auch das, was nach allgemeiner Gewohnheit zum Natürlichen gerechnet wird, kann uns zum Gift werden, Mittel aus der Pflanzenwelt ebensosehr wie solche aus dem nichtorganischen Reich. Der Begriff Gift läßt sich nur mengenmäßig bestimmen, gleich aus welchem Bereich die Mittel stammen. Es kommt also lediglich auf die richtige Dosierung an. Ferner besteht kein Zweifel darüber, daß es krankhafte Zustände gibt, in denen der Organismus auf natürliche Reize nicht mehr oder zu wenig anspricht. Wenn das Arzneimittel so wirkt, wie der Organismus im Zustande seiner vollen Wehrkraft wirken würde, nun aber nicht mehr selbsttätig und auch anregungsweise durch die Mittel der natürlichen Heilkunde, nicht mehr zu wirken vermag, dann sind Arzneien durchaus am Platze. Unter arzneilicher Behandlung versteht man sowohl die Anwendung der Heilkräuter in den verschiedenen Bereitungsformen, wie die der spezifischen chemischen Mittel, deren Kenntnis dem Arzt in der Lehre der Pharmakologie vermittelt wird.

Es ist nun so gekommen, daß vor allem die chemischen Mittel bzw. pharmakologischen Präparate in den letzten Jahrzehnten und heute noch im Vordergrund der Arzneibehandlung stehen. Diese Entwicklung hat Licht- und Schattenseiten. Auf der einen Seite können solche Mittel selbst bei bestem Ausbau der Pflanzentherapie nicht entbehrt werden. Auf der anderen Seite hat diese Entwicklung dazu geführt, den Wert der Heilpflanze zu sehr zu unterschätzen. Während Jahrhunderte der Entwicklung der Medizin dem Studium der Heilpflanzen gewidmet waren und die Gefahr im vergangenen Jahrhundert drohte, daß das Erfahrungsgut ganzer Ärztegenerationen verlorenging, hat Kneipp die Pflanzenheilkunde wieder aufgegriffen und zu neuem Leben erweckt. Seit Kneipp hat die Arzneikunde wieder mehr und mehr klarzumachen gewußt, wie eine Pflanze oder ein Pflanzenteil Wirkungen auf den Organismus entfaltet. Hier kann es nicht unsere Aufgabe sein, auf die Einzelheiten einzugehen. Schließlich muß es dem Arzte überlassen bleiben, um nicht unnütze Zeit zu vertun oder oberflächlich zu behandeln, im einzelnen Erkrankungsfall zu entscheiden, inwieweit Kräuterbehandlung noch sinnvoll erscheint oder das stärkere Medikament herangezogen werden muß. Wenn auch die originale Kräuterheilkunde Sebastian Kneipps nicht in der Entwicklung stehengeblieben ist, sondern sich zu einer differenzierten Pflanzenheilkunde (Phytotherapie) entwickelt hat, so hat auch diese ihre Grenzen. Unter Phytotherapie verstehen wir eine hochentwickelte

Arzneitherapie, die von der Heilpflanze ausgeht und deren Kennzeichen sind: Behutsamkeit, Anpassung an natürliche Regulationsmechanismen und weitgehende Freiheit von schädigenden Nebenwirkungen.
Deshalb muß auch die Anwendung von pflanzlichen Arzneimitteln vom Arzt sorgfältig überwacht werden.
Ein kurzer Überblick über Heilpflanzen, die entweder noch als Kräuter in Form von Tee, Pulver, Tinkturen oder Extrakten unmittelbar verwendet werden oder als Ausgangsbasis für pflanzliche Arzneimittel dienen, möge dem Kräuterliebhaber zum Verständnis dienen.
Die hauptsächlichsten Wirkungen der Heilkräuter gehen in folgenden Richtungen:
Ein Teil der Kräuter wirkt anregend und normalisierend auf die Tätigkeit der Organe, z. B. auf den Magen, die Gallenförderung, die Darminhaltsförderung oder auch deren Hemmung.
Andere wirken fördernd auf den Blutkreislauf. Eine Reihe von Kräutern wirken ausscheidend, z. B. über die Nierentätigkeit und die Hautanregung. Wieder andere wirken beruhigend auf erregte Organtätigkeit, krampflösend, blähungstreibend, schlaffördernd.
Man kann aber auch Kräuter zu Preßsäften verarbeiten, die in Milch oder in Getreidebreien genommen werden und zu »Frühjahrskuren« verwenden, wobei Vitamine, organische und mineralische Stoffe der Pflanzen zur Wirkung kommen.
Teilt man die Pflanzen nach den in ihnen vorkommenden wichtigsten Wirkstoffen ein, dann lassen sich folgende Gruppen unterscheiden:

1. Heilkräuter mit ätherischen Ölen als Wirkstoffe

Ätherische Öle sind leicht flüchtig, haben einen angenehmen, oft aber auch starken stechenden Geruch. Sie wirken auf Haut und Schleimhäute reizend und durchblutungssteigernd, je nach Konzentration stark brennend, in geeigneter Verdünnung aber auch entzündungsmildernd. Heilkräuter dieser Art sind Kamille, Pfefferminz, Thymian, Eukalyptus, Salbei, Rosmarin, Kümmel, Anis, Fenchel, Knoblauch, Wacholder u. a.

2. Heilkräuter mit Gehalt an Alkaloiden und Glykosiden

Unter Alkaloiden sind stickstoffhaltige Pflanzenstoffe von basischem Charakter zu verstehen. In den Glykosiden haben wir organische Verbindungen mit dem glykosidischen Hydroxyl eines Zuckers vor uns.
Herzwirksam sind: Adonisröschen, Maiglöckchen, Meerzwiebel, Ginster, Fingerhut. Arnika, Schafgarbe, Johanniskraut wirken mehr auf das Gefäßsystem,

Schafgarbe, Johanniskraut, Schöllkraut, Ringelblume, Berberitze auf das Leber-Gallensystem. Akonit (Eisenhut) auf das Nervensystem, Lobelin (aus Glockenblumenarten) auf das Atemzentrum. Als Wundmittel Arnika und Ringelblume usw.

3. Heilkräuter mit Amin-Cholingehalt

Die Wirkung erstreckt sich hauptsächlich auf den Kreislauf, über den Parasympathikus auf die Drüsen. Zu dieser Gruppe gehören Kräuter wie: Beinwell, Hirtentäschel, Löwenzahn, Mistel, Mutterkorn, auch Sauerkrautsaft.
Cholinhaltige Kräuter bei Störungen der Drüsentätigkeit der Verdauungsorgane, des Leber-Gallensystems, zur Anregung der Schweißdrüsen und der bronchialen Absonderungen, ferner als »Blutreinigungsmittel«.

4. Heilkräuter, die Anthrachinonverbindungen enthalten

Diese Kräuter wirken beispielsweise auf den Dickdarm, die Schleimhaut wird gereizt und auch der Nervenapparat des Darmes. Faulbaumrinde, Rhabarberwurzel, Kreuzdorn, Aloe, Sennesblätter sind Pflanzen dieser Gruppe, die je nach Dosierung eine drastische oder mild abführende Darmwirkung zeigen. Längerer Gebrauch macht die Mittel immer unwirksamer, so daß immer gewechselt werden muß. Hieraus geht hervor, daß man andere Wege zur Regelung der Darmtätigkeit beschreiten soll (Diät, Kneippkuranwendungen), wenn auch hin und wieder drastische Wirkungen erwünscht sein mögen.

5. Heilkräuter mit Gerbstoff

Gerbstoffe haben die Eigenschaft, Eiweißkörper und Leimstoffe auszufällen bzw. zu gerben. In richtiger Dosierung wirken sie entzündungswidrig, eine erregte Darmbewegung wird gehemmt. Jedoch wäre es falsch, die gelegentliche und oft sehr notwendige, stärkere Ausscheidungstätigkeit des Darmes beispielsweise beim akuten Magen-Darmkatarrh ohne weiteres abzustoppen. Mittel dieser Reihe wurden früher auch als Spülmittel für die Schleimhäute der Blase, der Scheide verwendet. Heute sind sie durch spezifischer wirkende Arzneimittel ersetzt worden. Gerbstoffhaltige Kräuter werden auch gerne zu Kräuterbädern bei der Behandlung der lymphatischen, exsudativen Diathese benutzt.
Gerbstoffhaltig sind z. B.: Heidelbeeren, Tormentille, Augentrost, Bärentraube, Birke, Edelkastanie, Ehrenpreis, Frauenmantel, Fünffingerkraut, Gänseblümchen, Heidekraut, Schafgarbe, Waldmeister, Walnuß, Wermut, Wiesenknöterich u. a.

6. Heilkräuter mit Bitterstoffen

Der Bitterstoff dieser Kräuter wirkt auf die Speichel-, Magen- und Darmdrüsen. Die Darmbewegungen werden verlangsamt und insofern zeigt sich eine Doppelwirkung, einerseits in der Begünstigung der Drüsenausscheidung und Anregung der Schleimhäute, andererseits in der Spannungsverminderung des übererregten Eingeweidenervensystems. Über die Regelung der Magen-Darmtätigkeit ergibt sich auch eine Wirkung auf das Blutsystem bei Blutarmut. Die Mittel sind angezeigt bei: asthenischer Konstitution und Senkerscheinungen von Magen und Darm. Die reinen Bitterkräuter wie Tausendguldenkraut, Bitterklee, Enzian, Karobenediktenkraut sind in ihrer darmanregenden Wirkung bekannt, schleimhaltige Bitterkräuter wie Huflattich, Erdrauch, Spitzwegerich, Isländisch Moos u. a. wirken bei Entzündungen und Schwächezuständen der Schleimhäute gut. Wegwarte, Gundelrebe, Löwenzahn, Andorn wirken vermöge reichen Gehalts an Natrium und Kalisalzen auf die Leber und damit auch verdauungsfördernd. Zu den aromatischen Bittermitteln, die die Magentätigkeit fördern, gehören Kalmus und Wermut. Scharfbittere Mittel wie Ginster, Hauhechel, Stiefmütterchen, Ringelblume, Mauerpfeffer, regen die Nierentätigkeit an.
Bittermittel zur Magen- und Gallenblasenanregung gibt man gewöhnlich vor dem Essen.

7. Kieselsäurehaltige Heilkräuter

Kieselsäure wirkt auf Wunden, besonders schmierigbelegte, reinigend und günstig auf neue Gewebsbildung, ferner wirken Heilkräuter dieser Art heilend bei Entzündungen der Schleimhäute (Augenbindehäute, Zahnfleisch, Mund- und Rachenschleimhaut, Darmschleimhäute). Im Körperstoffwechsel zeigen sich Beziehungen zum Bindegewebe. Daher die Verordnung von kieselsäurehaltigen Heilpflanzen in den Anfangsstadien der Lungentuberkulose. Ferner werden kieselsäurehaltige Drogen als Mittel bei mangelhafter Harnabsonderung verwandt, ebenso bei der lymphatisch exsudativen Diathese. Kieselsäurehaltige Heilkräuter sind: Lungenkraut, Odermennig, Quecke, Schachtelhalm, Vogelknöterich.

8. Heilkräuter mit Salicylsäuregehalt

Beim Durchtritt durch Haut und Schleimhäute zeigt die Salicylsäure eine ausgesprochene Gefäßwirkung im Sinne einer Schmerzlinderung. Kleine Dosen steigern die Schweißproduktion. Der Eiweißstoffwechsel wird beeinflußt und Stickstoff wird vermehrt im Harn abgeführt. Salicylhaltige Drogen verwendet man bei fieberhaften Erkrankungen, die mit schmerzhafter Gelenkentzündung, entzündlichen Veränderungen der Schleimhäute, des Magen-Darmkanals, Blasenentzündung einhergehen, ferner gegen Harnsäure-Aufsammlungen im Körper.

Salicylhaltige Kräuter sind Ringelblume, Schlüsselblume, Spierstaude, Stiefmütterchen, Veilchen, Weidenrinde.

9. Saponinhaltige Kräuter

Saponine sind im Wasser löslich und zeigen die Fähigkeit zu seifenartiger Schaumbildung. Sie können leicht andere Stoffe aufnehmen und diesen in Lösung befindlichen Stoffe zum schnelleren Eindringen verhelfen. Die Beimischung einer saponinhaltigen Pflanze zu Kräuterteemischungen untersteht dem Gesichtspunkt der besseren Löslichmachung und Aufnahmefähigkeit. Hieraus resultiert die ausscheidungsfördernde Wirkung auf die Verdauungsorgane, auf die Schleimhäute der Bronchien im Sinne einer Schleimlösung und auf die Schweißproduktion. Saponinhaltige Drogen hat man als Blutreinigungsmittel bezeichnet.
Mittel dieser Gruppe sind Bibernelle, Engelkraut, Birke, Bittersüß, Bockshornklee, Bruchkraut, Efeu, Eisenkraut, Gänseblümchen, Goldrute, Hauhechel, Königskerze, Labkraut, Ringelblume, Roßkastanie, Schachtelhalm, Seifenkraut, Stiefmütterchen, Süßholz, Taubnessel, Veilchen, Wollblume u. a.

10. Heilkräuter mit Schleimstoffen

Ihr Hauptwirkungsgebiet liegt in der Fähigkeit zur Bindung anderer Stoffe an ihrer Oberfläche. Hierdurch können sie zur Entgiftung im Darm und auf Wunden beitragen. Ähnlich wie bei den Gerbstoffen werden entzündliche Veränderungen gemildert und die Schleimhauttätigkeit normalisiert, übererregte Darmbewegung gehemmt. Sie vermischen sich mit dem Speisenbrei und überziehen den Darm mit einer Schleimschicht. Bei der Behandlung von Lungenerkrankungen ist nur eine mittelbare Wirkung denkbar.
Schleimhaltige Kräuter sind: Baummalve, Beinwell, Bockshornklee, Eibisch, Huflattich, Iriswurzel, Isländisch Moos, Klatschmohn, Königskerze, Lungenkraut, Waldmalve, Quecke, Ringelblume, Schlüsselblume, Taubnessel, Wollblume u. a.

11. Heilkräuter mit fetten Ölen

Sie wirken ähnlich wie Schleimdrogen oberflächenbindend und als Gleitmittel, z. B. Stuhlgleitmittel bei innerer Verabreichung. Vielfach finden wir sie als Grundlage von Salben, Pflastern, Emulsionen für äußere Behandlung. Hierzu gehören: Erdnußöl, Lein, Mandel, Oliven, Raps, Sesam u. a. Die Wirkung der Heilkräuter ist natürlich nicht allein an die genannten Wirkstoffe gebunden, sondern auch die Begleitsubstanzen (Ballaststoffe) haben ihre Bedeutung, meist in der Richtung einer erwünschten, verlangsamten Wirkung der Kräuter.

Herstellung der Kräuterarzneien

Ob die ganze Pflanze oder Pflanzenteile als Tee, Pulver, Extrakte, Frischpreßsäfte jeweils am besten zu verordnen sind, hängt von den Wirkstoffen ab. Blätter, Blüten, Samen mit Gehalt an ätherischen Ölen verwertet man gerne in Form des Tees. Getrocknete Pflanzenteile kann man auch pulverisieren und bei schlechtem Geschmack in Oblaten geben, Extrakte oder Tinkturen werden fabrikmäßig hergestellt. Tees werden gewöhnlich in Form von Mischrezepten zueinanderpassender Kräuter abgegeben. Kneipp hat eine ganze Reihe derartiger noch heute gebräuchlicher Mischungen angegeben (siehe »Meine Wasserkur«). Zum genauen Studium sei auf Spezialwerke verwiesen, z. B. »Das neuzeitliche Kräuterbuch« von L. Kroeber, »Die Heilkraft der Pflanzen« von Flamm-Kroeber-Seel, »Rezeptbuch der Pflanzenheilkunde« von S. Flamm und L. Kroeber, insbesondere aber auf das Buch von Dr. med. R. F. Weiß: »Moderne Pflanzenheilkunde«.

Bereitung von Kräutertee:

a) *Der Kaltwasserauszug.* Frische oder getrocknete Heilkräuter werden in zerschnittenem Zustande mit Wasser versetzt, das Gefäß bedeckt und etwa 6–15 Stunden stehengelassen. Nach Umrühren erfolgt Abseihen.
b) *Der Aufguß* (Überbrühung). Frische oder getrocknete Kräuter werden zerschnitten und mit sprudelnd-kochendem Wasser übergossen, das Gefäß abgedeckt und 3 bis 15 Minuten zum Ausziehen stehengelassen. Dann abseihen.
c) *Die Abkochung.* Zerschnittene frische oder getrocknete Kräuterteile werden mit kaltem Wasser in einem zugedeckten Gefäß aufs Feuer gesetzt und je nach Härte des Krautes (Rinde, Wurzel, Stengel) 3–10 Minuten auf kleiner Flamme gekocht. Dann läßt man an einem warmen Ort noch 10 Minuten lang ziehen und seiht ab.

Kaltwasserauszüge bereitet man aus Kräutern, deren Inhaltsstoffe durch Hitze leiden, z. B. von Baldrian, Mistel und Sennesblätter.

Heiße Aufgüsse sind die beste Auszugsform bei Kräutern, die Duft- und Aromastoffe und flüchtige ätherische Öle enthalten, vorzugsweise also Blätter und Blüten.

Kochauszüge sind bei schwerlöslichen Substanzen und festen Pflanzenteilen angebracht, z. B. bei harten Stengeln, Rinden, Wurzeln.

Kaltwasserauszüge, Aufgüsse und Abkochungen stellen eine sparsame Verordnungsweise dar. Haltbarer sind weingeistige Auszüge oder Tinkturen. Droge und Weingeist werden gut verschlossen, an schattigem Ort, bei Zimmertemperatur und bei öfterem Umschütteln stehengelassen, dann geseiht oder abgepreßt oder filtriert. Meist stellt der Apotheker diese her, ebenso die Heilmittelindustrie. Kräuterpulver bereitet man durch Zerstoßen der Kräuter im Mörser oder durch Mahlen in einer Gewürzmühle. Vielfach wird auch Teepulver zu Tabletten verarbeitet.

Zu Kräuterpreßsäften nimmt man saftreiche Kräuter in passenden Mischungen oder einzeln. Die Heilkräuterindustrie stellt eine ganze Reihe von derartigen Pflanzensäften in gebrauchsfertiger Form her.